Interpretation der Anforderungen

TÜV Media

Die EN ISO 13485:2016

Autorin:

Canshia Teubert von Canshia Consulting
unter Mitarbeit von Dr. Manuela Bechtel

http://www.canshia-consulting.com

Sollten Sie allgemeine Fragen zur Norm haben oder Korrekturvorschläge, freuen wir uns über Ihre Rückmeldung.

Sie erreichen uns unter info@canshia-consulting.com

Bibliografische Informationen der Deutschen Nationalibliothek
Die Deutsche Nationalibliothek verzeichnet diese Publikation in der Deutschen Nationalbibliografie. Detaillierte bibliografische Daten sind im Internet über http://dnb.d-nb.de abrufbar.

ISBN 978-3-7406-0573-5 (Print)
ISBN 978-3-7406-0574-2 (E-Book)

Zur Nutzung dieser Broschüre

Die EN ISO 13485 ist eine Norm für ein Qualitätsmanagementsystem, spezifisch für die Anforderungen regulatorischer Zwecke der Medizinprodukteindustrie.

Diese Broschüre richtet sich an die legalen Hersteller von Medizinprodukten sowie die an der Lieferkette beteiligten Unternehmen (z. B. Zulieferer, Lohnfertiger, Private Label Manufacturer, EU-Repräsentanten etc.). Insbesondere ist sie interessant für Personen, die an der Implementierung und Pflege eines Qualitätsmanagementsystems sowie an der Vorbereitung der Zertifizierung nach EN ISO 13485:2016 beteiligt sind (z. B. Geschäftsführung, Qualitätsmanagementbeauftragte, interne Auditoren etc.).

Sie interpretiert und erläutert die Anforderungen der EN ISO 13485:2016.

Die Broschüre gibt Erstanwendern eine Einführung und dient im Weiteren bei spezifischen Fragestellungen als Nachschlagewerk.

Sie vermittelt das Verständnis für die Anforderungen der Norm und macht die Schnittstellen zu einzelnen Abteilungen erkennbar. Außerdem veranschaulicht sie anhand von Praxisbeispielen, in welcher Form die Anforderungen der Norm erfüllt werden können.

Ab Kapitel 4 dieser Broschüre sind verschiedene Fragestellungen als Checkliste abgebildet. Die Struktur der Broschüre orientiert sich dabei an der Struktur der Norm und erleichtert somit das Nachschlagen. Nutzen Sie die Broschüre als Checkliste. So können Sie überprüfen und festhalten, ob die Vorgaben der Norm im eigenen Unternehmen schon implementiert sind.

Arbeitshilfen zum Download

Die im Text angeführten Klammersymbole verweisen auf Arbeitshilfen, die Sie bei der Umsetzung der Normforderungen unterstützen und die wir Ihnen zum Download bereitgestellt haben:

- fb_13485_01 Dokumentierte Verfahren
- fb_13485_02 Vorgaben für dokumentierte Verfahren
- fb_13485_03 Umsetzung von Qualitätspolitik und -zielen
- fb_13485_04 Risikomanagement

Die Arbeitshilfen stehen für Sie zum Download bereit unter:

www.tuev-media.de/download/60035.php

Passwort: 16034

Sie können die Dokumente frei bearbeiten und an Ihre eigenen betrieblichen Anforderungen anpassen.

Inhalt

A Grundsatz der Norm

A.1 Kreislauf einer Norm

Stand der Technik

Eine Norm ist eine Darstellung über den Stand der Technik zum Zeitpunkt der Veröffentlichung. Da international unterschiedliche Vorgaben existieren, ist das Ziel einer *internationalen Norm* die Ermittlung und Weiterentwicklung der gemeinsamen Vorgaben der involvierten Länder, um die Harmonisierung der Anforderungen zu beschreiben. Nach einiger Zeit sind die Kenntnisse aus Wissenschaft und Technik überholt, sodass die entsprechenden Anforderungen in den Normen aktualisiert werden müssen. Dies gilt auch für die Norm (DIN) (EN) ISO 13485.

A.1.1 Entstehung der (DIN) (EN) ISO 13485

QM-System

Die ISO 13485 ist eine internationale Norm für ein Qualitätsmanagementsystem, spezifisch für die Anforderungen regulatorischer Zwecke der Medizinprodukteindustrie. Sie wurde erstmals von der internationalen Organisation für Normung (International Organization for Standardization, ISO) entworfen.

Die ISO ist eine unabhängige und weltweit agierende Organisation mit derzeit 161 nationalen Normungsgremien[1]. Deutschland wird in ihr durch das „Deutsche Institut für Normung" (DIN) vertreten.

Je nach Themengebiet unterteilt sich die Organisation in verschiedene technische Arbeitsgruppen mit entsprechenden Fachkenntnissen. Für den ersten Entwurf der ISO 13485 war das Technische Komitee ISO/TC 210 „Qualitätsmanagement und entsprechende allgemeine Aspekte für Medizinprodukte" zuständig.

Da die internationalen Anforderungen den nationalen Gesetzgebungen widersprechen können, müssen Normen entsprechend auf die Umsetzbarkeit überprüft werden. Der Ansatz der Anforderungen der ISO bleibt jedoch unverändert. Für die Umsetzung ist die Organisation „Europäisches Komitee für Normung" (CEN) in Zusammenarbeit mit dem „Europäischen Komitee für elektrotechnische Normung" (CENELEC) verantwortlich. Für den ersten Entwurf der EN ISO 13485 war das Europäische Technische Komitee CEN/CLC/JTC 3 „Qualitätsmanagement und entsprechende allgemeine Aspekte für Medizinprodukte" zuständig.

Normungsgremien

Die CEN ist eine unabhängige Organisation mit derzeit 34 nationalen Normungsgremien aus Europa[2]. Der Fachbereich für Elektrotechnik wird in ihr durch die CENELEC repräsentiert. Deutschland wird erneut jeweils durch das „Deutsche Institut für Normung" (DIN) vertreten.

Nachdem die EN ISO 13485 von der CEN angenommen wurde, sind die Mitglieder des CEN sowie des CENELEC verpflichtet, der Norm den Status einer nationalen Norm zu geben.

Die involvierten Mitglieder stellen die aktuelle EN ISO 13485 in den nationalen Formen zum Verkauf zur Verfügung, z. B.:

- DIN EN ISO 13485:2016-08 sowie DIN EN ISO 13485 Berichtigung 1:2017-07 für Deutschland,
- ÖVE/ÖNORM EN ISO 13485:2017-08-01 für Österreich,
- SN EN ISO 13485:2016-03 für die Schweiz etc.

Harmonisierte Normen

Die EN ISO 13485 sowie weitere harmonisierte Normen für Medizinprodukte gemäß der Medizinprodukterichtlinie (MDD), der Richtlinie über aktive

1 ISO: https://www.iso.org/structure.html
2 European Committee for Standardization: https://standards.cen.eu/dyn/www/f?p=CENWEB:5

implantierbare medizinische Geräte (AIMDD) sowie der In-vitro-Diagnostik-Richtlinie (IVDD) sind in der folgenden Liste (Official Journal of the European Union) veröffentlicht: Quelle **https://eur-lex.europa.eu/legal-content/DE/TXT/PDF/?uri=OJ:L:2020:090I:FULL&from=EN**

Die oben erwähnte Veröffentlichung enthält auch die „Berichtigung EN ISO 13485:2016/AC:2016".

Alle Zielmärkte der EU

Betrachtet man die Liste der harmonisierten Normen, wird immer auf die EN ISO 13485 und das dazugehörige Datum verwiesen und nicht auf die nationalen Versionen. Daher wird im Folgenden die **EN ISO 13485** zitiert, obwohl sie in der Form käuflich nicht zu erwerben ist. Diese Darstellung repräsentiert alle Zielmärkte der Europäischen Union.

A.1.2 Zeitschiene für die Umsetzung

Die Norm wurde durch die oben beschriebenen Technischen Komitees erarbeitet und im März 2016 erstmals veröffentlicht. Die Veröffentlichung der EN ISO 13485:2016 sowie der Berichtigung EN ISO 13485:2016/AC:2016 in die Liste der harmonisierten Normen für Medizinprodukte gemäß MDD, AIMMD sowie IVDD fand am 17.11.2017 statt.

Übergangsfrist bis 31.03.2019

Gemäß Angaben der Liste der harmonisierten Normen sowie der DAkkS (Deutsche Akkreditierungsstelle) „endet am **31.03.2019** die ***Übergangsfrist*** für die alte EN ISO 13485:2012 und somit die Annahme der Konformitätsvermutung mit MDD, AIMDD und IVDD. Alle ausgestellten Zertifikate müssen bis dahin umgestellt werden[3]". Dies sollte bei der Planung der Umsetzung der neuen Anforderungen beachtet werden.

A.2 Aufbau eines Qualitätsmanagementsystems

Die Norm bietet eine Grundlage für den Aufbau und die Aufrechterhaltung eines Qualitätsmanagementsystems für Medizinprodukte. Zurzeit gibt es international lediglich für die Zulassung in Kanada eine Verpflichtung zu einer Zertifizierung nach ISO 13485.

Konformitätsbewertung

Medizinprodukte bzw. In-vitro Diagnostika müssen in Europa ein Konformitätsbewertungsverfahren nach den Richtlinien 93/42/EWG (MDD), 90/385/EWG (AIMDD) bzw. 98/79/EG (IVDD), sowie zukünftig nach der Medizinprodukteverordnung (EU) 2017/745 (MDR) bzw. In-vitro-Diagnostika-Verordnung (EU) 2017/746 (IVDR) durchlaufen, bevor sie verkauft werden dürfen.

Da die derzeit gültige MDD/AIMDD/IVDD sowie die neue MDR bzw. IVDR auf ein Qualitätsmanagementsystem verweisen, sind der Aufbau und die Aufrechterhaltung eines Qualitätsmanagementsystems im eigenen Unternehmen unentbehrlich.

Eine Hilfe stellt dabei die EN ISO 13485:2016 dar. Um ihre Grundsätze zu verstehen, sind im Folgenden die einzelnen Abschnitte dargestellt und geben Schritt für Schritt eine Anleitung, ein Qualitätsmanagementsystem aufzubauen.

Die EN ISO 13485:2016 besteht aus den folgenden Kapiteln sowie Anhängen:

Europäisches Vorwort

Vorwort der ISO

0 Einleitung

0.1 Allgemeines

3 https://www.dakks.de/sites/default/files/dokumente/dakks_uebergangsanleitung_iso_13485-2016_20180115_v1.1.pdf

0.2 Klarstellung der Konzepte

0.3 Prozessorientierter Ansatz

0.4 Beziehung zu ISO 9001

0.5 Verträglichkeit mit anderen Managementsystemen

1. Anwendungsbereich
2. Normative Verweisungen
3. Begriffe
4. Qualitätsmanagement
5. Verantwortung der Leitung
6. Management von Ressourcen
7. Produktrealisierung
8. Messung, Analyse und Verbesserung

Anhang A: Vergleich des Inhalts zwischen ISO 13485:2003 und ISO 13485:2016

Anhang B: Zusammenhang zwischen ISO 13485:2016 und ISO 9001:2015

Anhang ZA: Zusammenhang zwischen dieser EU-Norm und den grundlegenden Anforderungen der EU-Richtlinie 90/385/EWG (geänderte Fassung), inkl. Anhang II und Anhang V der Richtlinie

Anhang ZB: Zusammenhang zwischen dieser EU-Norm und den grundlegenden Anforderungen der EU-Richtlinie 93/42/EWG (geänderte Fassung), inkl. Anhang II, Anhang V sowie Anhang VI der Richtlinie

Anhang ZC: Zusammenhang zwischen dieser EU-Norm und den grundlegenden Anforderungen der EU-Richtlinie 98/79/EG, inkl. Anhang III, Anhang IV und Anhang VII der Richtlinie

Literaturhinweise

B Implementierung auf der Basis der Interpretation der Anforderungen

Historie

Von 2003 bis 2012 wurde inhaltlich in der Norm nicht viel geändert. Die Kapitel 4 bis 8 waren identisch. Lediglich die Schnittstelle zur ISO 9001:2000 wurde ergänzt. Des Weiteren wurde der Zusammenhang von MDD, AIMDD bzw. IVDD mit der (DIN) EN ISO 13485 unterschiedlich interpretiert, sodass die Anhänge dementsprechend in den folgenden Versionen aktualisiert werden mussten:

- (DIN) EN ISO 13485:2010 (ISO 13485:2003 + Cor.1:2009)
- (DIN) EN ISO 13485:2012 (EN ISO 13485:2012 + AC:2012; ISO 13485:2003 + Cor. 1:2009)

Für die zurzeit gültige Version der EN ISO 13485:2016 gibt es auch schon zwei Berichtigungen, von denen die erste ebenfalls harmonisiert ist. Die Schreibweise der Berichtigungen ist wie folgt: *EN ISO 13485:2016/AC:2016* bzw. *EN ISO 13485:2016/AC:2018*[4]. Die Änderungen betreffen wieder lediglich die Interpretationen im Zusammenhang mit der MDD/AIMDD bzw. IVDD, die in den Anhängen ZA, ZB und ZC dargestellt sind.

DAkkS/ZLG

Bei der vorliegenden Broschüre handelt es sich um eine Interpretation auf der Basis der Anforderungen von DAkkS/ZLG sowie die entsprechende Umsetzung durch Benannte Stellen. Beim Lesen dieser Broschüre sollte beachtet werden, dass sich je nach Stand der Technik die aktuelle Interpretation ändern kann.

Aktuelle Änderungen

In der aktuellen Fassung der EN ISO 13485:2016 sowie der Berichtigungen sind verschiedene Aspekte klarer formuliert, die früher relevant waren, jedoch von Unternehmen nicht umgesetzt wurden. An einigen Stellen der Norm sind die Anforderungen weiterhin vage formuliert, sodass dies unterschiedlich interpretiert werden kann. Egal, ob die Vorgaben als unklar oder streng interpretiert werden, der Ansatz, ein QM-System zu etablieren, erfolgt im Sinne der Patientensicherheit und um die Unternehmensprozesse zu verbessern. Daher steht bei jeder Bewertung im Vordergrund, ob die Patientensicherheit bzw. die Produktkonformität gegeben ist.

0 Einleitung

0.1 Allgemeines

Lebenszyklus

Das Ziel eines Qualitätsmanagementsystems gemäß EN ISO 13485:2016 ist die Qualität eines Medizinprodukts, während des kompletten **Lebenszyklus** sicherzustellen. Die einzelnen Phasen im Leben eines Medizinprodukts sind:

- Ideenfindung
- Ermittlung des Bedarfs an Medizinprodukteinnovationen oder Änderungen von auf dem Markt befindlichen Designs
- Ermittlung von regulatorischen Anforderungen bzw. Änderungen
- Beschaffung von Materialien, Komponenten etc.
- Lieferung von Rohstoffen, Bauteilen und Baugruppen
- Forschung und Entwicklung des Designs
- Scale-up/Technologie bzw. Designtransfer
- Produktion von Validierungschargen
- Biokompatibilitätsuntersuchungen, Risikomanagement, klinische Bewertung etc.

4 https://standards.cen.eu/dyn/www/f?p=204:110:0::::FSP_PROJECT,FSP_ORG_ID:66700,581003&cs=1E8DCC269591B87C60C1301419FDE3B0A

- ggf. Durchführung von klinischen Prüfungen
- Freigabe der Entwicklung/finales Medizinprodukt
- Ausgegliederte Prozesse: Lohnsterilisation, Lohnherstellung, Vertrieb
- Zulassung des Medizinprodukts
- Routineproduktion inkl. Produktfreigabe
- ggf. Sonderfreigabe nach Nacharbeit oder Wiederaufbereitung
- Lagerung
- Vertrieb
- ggf. Installation
- Inverkehrbringung
- ggf. Service, technischen Support
- ggf. Instandhaltung
- Marktbeobachtung
- ggf. Maßnahmen im Feld (Field Safety Corrective Action) wie z. B. Rückruf
- ggf. Vorkommnismeldung
- Außerbetriebnahme und Entsorgung
- ggf. Recycling/Aufbereitung
- Produktverbesserung

Involvierte Parteien

Innerhalb der einzelnen Abschnitte der Lebensphasen finden diverse Tätigkeiten durch verschiedene Abteilungen des Unternehmens und/oder durch Lieferanten bzw. andere externe Parteien statt. Je nach Größe des Unternehmens sind Prozesse und die beteiligten Parteien/Personen verschieden von denen der Konkurrenz. Dieser Aspekt wurde auch in der EN ISO 13485 berücksichtigt – „die Anforderungen für ein kleines Unternehmen sind anders als für ein weltweit agierendes Großunternehmen". Daher werden ggf. mehrere Aufgaben der im Folgenden genannten Abteilungen bei kleinen Unternehmen durch einen Mitarbeiter erledigt, während Großunternehmen dafür einzelne Abteilungen bilden:

- Forschungs- und/oder Entwicklungsabteilung
- Zulassungsabteilung
- Qualitätsmanagement-/Qualitätssicherungsabteilung
- Qualitätskontrollabteilung
- Produktionsabteilung
- Vertriebsabteilung
- Marketingabteilung
- Geschäftsfeldentwicklungsabteilung
- Personalabteilung
- kaufmännische Abteilung
- etc.

Denken zwischen Schnittstellen

Ein Hauptansatz eines QM-Systems ist das „Denken zwischen den Schnittstellen". Jede einzelne Abteilung kann gut organisiert sein. Wenn jedoch die Abteilungen untereinander nicht richtig kommunizieren, kann das System nicht funktionieren.

Ein weiterer Hauptansatz eines QM-System ist der vierphasige PDCA-Zyklus. PDCA steht für Plan, Do, Check, Act (Planen, Umsetzen, Überprüfen, Handeln). Einzelne Aufgaben sowie die Verantwortlichkeiten sollten im Vorfeld geplant werden. Nach Umsetzung der Planung sollte überprüft werden, ob das Geplante erreicht wurde. Aus den Auswertungen sollten entsprechende Maßnahmen abgeleitet und umgesetzt werden.

Dokumentation

Letztlich ist die Dokumentation das Essenzielle. Zu einem gibt sie jedem Mitarbeiter oder Vertragspartner klar vor, was zulässig ist. Zum anderen kann man den Verlauf der Umsetzung nachvollziehen, insbesondere wenn festgestellt wird, dass das Ergebnis nicht den Soll-Vorgaben (Nichtkonformität) entsprecht.

Da die EN ISO 13485 eine **Norm** ist, ist sie immer nationalen Gesetzen und EU-Verordnungen untergeordnet. Wenn das Produkt außerhalb Deutschlands vermarktet werden soll, sind die nationalen **regulatorischen Anforderungen** der Zielmärkte zu berücksichtigen.

Die entsprechenden Vorgaben sind hier beschrieben: **https://ec.europa.eu/health/sites/health/files/md_sector/docs/md_contact_points_of_national_authorities.pdf**

0.2 Klarstellung der Konzepte

Begrifflichkeiten

Da Medizinprodukte aus einer großen Bandbreite von einfachen bis hoch komplexen Techniken bestehen, muss die Norm so geschrieben sein, dass alle Unternehmen adressiert sind. Dabei können die Vorgaben unterschiedlich interpretiert werden. Daher klärt dieser Teil der Norm folgende Begrifflichkeiten:

Soweit angemessen:

Die Entscheidung, ob eine Anforderung angemessen qualifiziert ist, ist mit entsprechenden dokumentierten Nachweisen zu belegen. Grundlagen dazu sind z. B. die Grundlegenden Anforderungen gemäß Anhang I der MDD/AIMDD bzw. der IVDD und ggf. andere normbedingte technische Anforderungen oder gesetzliche regulatorische Anforderungen.

Im Falle einer Nichtkonformität sind die entsprechenden Korrekturmaßnahmen und die dazugehörige Risikobewertung nachzuweisen und dass die Produktkonformität nach den Maßnahmen erreicht wurde (siehe unten, Kapitel 8).

Risiko:

Für die Bewertung von Risiken eines Medizinprodukts gibt es eine eigene Norm – EN ISO 14971. Unter Kapitel 7.1 der EN ISO 13485 sowie in den Anhängen der Norm wird auf die (EN) ISO 14971 verwiesen.

Unternehmen, die Arzneimittel und Medizinprodukte herstellen, sollten beachten, dass die Verwendung der ICH Guidelines nicht ausreicht, da insbesondere die Anforderungen der Anhänge der EN ISO 14971 nicht vollständig berücksichtigt werden.

Dokumentieren:

Es gilt der Spruch „Was nicht dokumentiert wurde, hat nicht stattgefunden."

Auf dem Markt gibt es verschiedene Vorlagen, die man käuflich erwerben kann. Allerdings sollte beachtet werden, dass die Vorlagen meistens nicht vollständig den Tätigkeiten des eigenen Unternehmens entsprechen und somit nicht gelebt werden. Hat man die ersten Entwürfe der QM-Dokumentation erstellt, sollte beachtet werden, dass die erste Version nicht auf ewig gültig ist. Änderungen aufgrund regulatorischer Vorgaben oder Prozessänderungen sind entsprechend einzupflegen.

Produkt:

Die in der Norm, insbesondere in Kapitel 7 „Produktrealisierung", beschriebenen Tätigkeiten sind nicht nur auf Medizinprodukte beschränkt, sondern gelten auch für erbrachte Dienstleistungen, um ein Medizinprodukt herzustellen.

Regulatorische Anforderungen:

In der aktuellen Version der Norm wird dieser Begriff an verschiedenen Stellen vermehrt referenziert. Um die Sicherheit oder die Leistung eines Medizinprodukts zu gewährleisten, gibt es je nach Zielmärkten diverse Vorgaben, die zu beachten sind:

- nationale Statuten (MPG)
- nationale Verordnungen (MPSV, MPBetreibV, MPKPV etc.): **https://www.bundesgesundheitsministerium.de/service/gesetze-und-verordnungen/abgeschlossene-gesetzgebung-und-verordnungsverfahren/m/m.html**
- Richtlinien (MDD/AIMDD bzw. IVDD): **https://ec.europa.eu/health/md_sector/overview_en**
- Leitfäden (z. B. MEDDEV): **https://ec.europa.eu/health/sites/health/files/md_sector/docs/md_guidance_meddevs.pdf**

Die ersten zwei Vorgaben sind lediglich für den Zielmarkt Deutschland relevant. Analog dazu gibt es in jedem Zielmarkt eigene Vorgaben.

Muss:

Sollte in der Norm eine Anforderung mit „muss" beschrieben sein, gilt diese als eine Anforderung, die umzusetzen ist.

Sollte:

Ist in der Norm eine Anforderung mit „sollte" beschrieben, so ist in diesem Fall die Beschreibung des Normtextes als Empfehlung zu sehen.

Kann:

Das Verb „kann" kennzeichnet eine Möglichkeit oder Fähigkeit, die Beschreibung des Normtextes umzusetzen.

0.3 Prozessorientierter Ansatz

Prozessabfolge

Die EN ISO 13485 hat einem prozessorientierten Ansatz unter Berücksichtigung der Schnittstellen zwischen den einzelnen Abteilungen. Bei der Umsetzung geht es nicht nur darum, die einzelnen Normpunkte einzeln abzuarbeiten, sondern man betrachtet auch, welche Auswirkungen einzelne Tätigkeiten auf andere Tätigkeiten bzw. Abteilungen oder involvierte Parteien haben können.

0.4 Beziehung zu ISO 9001

Unterschiede und Schnittstellen zur ISO 9001

Die EN ISO 9001 ist eine allgemeine Qualitätsmanagementnorm. Die EN ISO 13485 basiert auf der alten EN ISO 9001:2008. Bei ihr stehen die Zufriedenstellung der Kunden sowie die ständige Verbesserung des Qualitätsmanagementsystems unter Berücksichtigung von Risiken und Chancen im Zentrum. Die EN ISO 13485 nimmt dies zwar auch für sich in Anspruch, allerdings stehen bei ihr die Sicherheit der Medizinprodukte und deren ausgelobter Nutzen im Fokus.

Vergleicht man die aktuellen Versionen beider Normen, folgt die aktuelle Version EN ISO 9001:2015 einer High-Level-Struktur für Managementsystemnormen, die durch das internationale Normenkomitee (ISO/IEC) festgelegt wurde (siehe ISO/IEC-Direktiven, Teil 1, Anhang SL, Anlage 2). Die EN ISO 13485 hat jedoch die alte Struktur behalten. Dies macht es daher zu einer Herausforderung, im eigenen Unternehmen ein Managementsystem für beide Normen aufrechtzuerhalten.

Korrelationstabelle

Zur Unterstützung der Unternehmen, die ein QM-System nach beiden Normen aufbauen möchten, wird im Anhang B der EN ISO 13485:2016 eine Korrelationstabelle zwischen ISO 9001:2015 und ISO 13485 zur Verfügung gestellt. Die Broschüre geht nicht auf die weitere Umsetzung ein, um beide Normen ins Unternehmen zu integrieren.

0.5 Verträglichkeit mit anderen Managementsystemen

Integriertes Managementsystem

Die EN ISO 13485 enthält keine Verweise auf andere Managementsysteme. Dennoch ermöglicht es die Struktur der Norm dank des prozessorientierten Ansatzes, andere Vorgaben wie z. B. Arbeitssicherheit oder Umweltmanagement ins Unternehmen zu integrieren.

1 Anwendungsbereich

In diesem Abschnitt der Norm wird beschrieben, dass aus den eigenen Dokumenten hervorgehen muss, welche Aktivitäten im Unternehmen stattfinden. Dieser Abschnitt wird bei vielen Unternehmen schnell überlesen.

Bei der Bewertung der Anforderungen der Norm ist erkennbar, dass produkt- oder prozessbedingt nicht alle Abschnitte der EN ISO 13485:2016 für alle Unternehmen relevant sind.

Ausschluss

In der Norm wird der Begriff „Ausschluss" beschrieben. Lediglich das Kapitel 7.3 Entwicklung darf ausgeschlossen werden, wenn regulatorische Anforderungen dies zulassen. Daher ist es erforderlich, dass im QM-Handbuch ein begründeter Verweis darauf enthalten ist, ob im Unternehmen Entwicklung ausgeschlossen ist. Andernfalls ist im QM-System zu beschreiben, wie der Prozess im Unternehmen umgesetzt wird (siehe Kapitel 7 der Norm).

Nichtanwendbarkeiten

Ein anderer Begriff, den die Norm verwendet, sind „nicht anwendbare Normenkapitel". In der Version EN ISO 13485:2012 war dies lediglich auf das Normenkapitel 7 „Produktrealisierung" beschränkt. In der aktuellen Fassung der Norm wurden die nicht anwendbaren Anforderungen auf die Kapitel 6 „Management von Ressourcen" und Kapitel 8 „Messung, Analyse und Verbesserung" ausgeweitet. Anforderungen dieser Kapitel können je nach durchgeführten Tätigkeiten des Unternehmens oder aufgrund der Art des Medizinprodukts/IVDs als nicht anwendbar eingeordnet werden. Auch dabei gilt, dass im QM-Handbuch die nicht anwendbaren Normenkapitel jeweils mit einer Begründung aufgelistet werden (siehe auch Kapitel 4.2.2 der Norm). Alle Anforderungen der Normkapitel 4 „Qualitätsmanagementsystem" und 5 „Verantwortung der Leitung" müssen demnach für alle Organisationen voll erfüllt sein.

Beispiele für Nichtanwendbarkeiten sind die „Anforderung an Sterilprodukte" für unsterile Medizinprodukte, „Anforderungen für implantierbare Medizinprodukte" für nicht implantierbare Medizinprodukte, „Anforderungen für Installation" für Nicht aktive Medizinprodukte etc.

Der Abschnitt zum Kundeneigentum sollte nicht zu schnell als nicht anwendbar eingestuft werden. Es vielmehr sollte beachtet werden, dass vom Kunden zurückgesandte Produkte oder geistiges Eigentum auch zu berücksichtigen sind.

2 Normative Verweisungen

ISO 9000

An dieser Stelle der Norm wird auf die zurzeit gültige Version der ISO 9000 verwiesen. Sie ist eine übergeordnete Norm, die verschiedene Fachbegriffe für die Anwendung eines Qualitätsmanagementsystems erklärt.

3 Begriffe

Ergänzend zu den Begriffen, die in der ISO 9000 gelistet sind, werden verschiedene Begriffe erklärt, die spezifisch für die EN ISO 13485 gelten.

In der aktuellen Fassung wurden Fachbegriffe aus den GHTF(Global Harmonization Task Force)-Dokumenten ergänzt bzw. klarer beschrieben.

4 Qualitätsmanagement (QM)

4.1 Philosophie eines Qualitätsmanagementsystems

Kapitel 4 der EN ISO 13485 ist ein übergeordnetes Kapitel, das die wesentlichen Punkte der Norm, insbesondere wie und was zu dokumentieren ist, zusammenfasst. Für Erstanwender mag am Anfang das Thema vielleicht trocken und dokumentenlastig erscheinen. Hat man aber die Philosophie hinter einem Qualitätsmanagementkonzept verstanden, hilft dies enorm bei der Umsetzung.

Philosophie eines QM-Systems

Man kann ein Qualitätsmanagementsystem (QMS) in einem Unternehmen bildlich als Schiff sehen, das auf eine lange Reise geht. Es besteht aus den wichtigen Elementen *(Kapitel 6: Infrastruktur & Arbeitsumgebung)*, um auf dem Wasser zu schwimmen *(Kapitel 7: Produktrealisierung)*. Das Schiff ist besetzt mit der Mannschaft *(Kapitel 6: personelle Ressourcen)*, bestehend aus einem Kapitän *(Geschäftsführung)*, Matrosen *(Produktionsmitarbeiter)*, Funker *(Vertrieb)*, einem Arzt *(QM/RA)* etc., die jeweils eine entscheidende (Führungs-)Rolle haben *(Kapitel 5.5: Definition von Verantwortlichkeiten und Befugnissen)*. Auf der Reise kommt es zu Stürmen oder sonstigen Hindernissen *(Kapitel 8.3: „Mängel während der Herstellung und Vermarktung eines Medizinproduktes")*. Am Ende schafft es nur das Schiff, im Zielhafen anzukommen *(Kapitel 5.3/5.4: Qualitätspolitik & Qualitätsziele, Kapitel 8: Messung, Analyse und Verbesserung)*, auf dem die gesamte Besatzung ohne Meuterei an einem Strang zieht *(Kapitel 5.5.3: Kommunikation und Berücksichtigung der Schnittstellen)*.

Legale Hersteller

Der Schlüsselakteur im Mittelpunkt der Norm ist der **„legale Hersteller"**. Dabei handelt es sich um eine natürliche oder juristische Person, die für alle Aktivitäten im Rahmen des Lebenszyklus eines Medizinprodukts (siehe oben) die **alleinige Verantwortung** trägt. Hat sich ein Unternehmen entschieden, legaler Hersteller zu werden, sind folgende Fragestellungen zu klären:

- ☐ Welche Prozesse sind notwendig, um ein Medizinprodukt herzustellen?
- ☐ Gibt es patentrechtliche Einwände, das Medizinprodukt herzustellen?
- ☐ Gibt es ausreichend finanzielle Ressourcen?
- ☐ Hat das Unternehmen alle notwendigen Mitarbeiter mit entsprechender Fachkompetenz und der notwendigen Kapazität?
- ☐ Falls notwendig, besteht die Möglichkeit einer Zusammenarbeit mit einem anderen Unternehmen (siehe unten, ausgegliederte Prozesse)?
- ☐ Sind weitere Ressourcen (Infrastruktur, Arbeitsumgebung) vorhanden, um Produktion und Vermarktung eines Medizinprodukts zu realisieren?

Schlüsselakteure

Weitere Schlüsselakteure in der Herstellung von Medizinprodukten sind Zulieferer, Lohnfertiger, Private Label Manufacturer (ein Unternehmen, das als Hersteller im Sinne des Medizinprodukterechts auftritt, aber nicht selbst produziert) etc. Hat sich ein Unternehmen entschieden, sich in der Lieferkette zu beteiligen, sind folgende weiteren Fragen zu klären:

- ☐ Welche Prozesse sind notwendig?
- ☐ Sind ausreichende ausgegliederte Ressourcen (Infrastruktur, Arbeitsumgebung, Personal) für die Umsetzung vorhanden?
- ☐ Sind alle Informationen vorhanden, um eine vollständige Technische Dokumentation zu erstellen?
- ☐ Sind die Verantwortlichkeiten und Anforderungen in einem Abgrenzungsvertrag klar geregelt (siehe auch ZLG, EK-Med 3.9 B17)?
  - ☐ Welche Qualifizierungsmaßnahmen müssen installiert werden (Wareneingangsprüfungen, Lieferantenaudits etc.) bzw. liegen vor (QM-Zertifikat etc.)?

European Authorized Representative (EAR)

Sollte sich der legale Hersteller nicht in Europa befinden, ist ein **„Bevollmächtigter"** zu benennen. Dieser ist ebenfalls eine natürliche oder juristische Person, aber mit Sitz in Europa. Im Rahmen einer vertraglichen Regelung kann er verschiedenen gesetzlichen Verpflichtungen (z. B. Produktmeldung, Meldung von Vorkommissen etc.) nachkommen. Bei der Umsetzung sind die nationalen Vorgaben eines Bevollmächtigten zu berücksichtigen (siehe MEDDEV 2.5/10).

4.2 Erstellung der ersten Dokumente

Grundstruktur

Wurde die Entscheidung gefällt, ein QM-System aufzubauen, ist es hilfreich, als erstes eine Grundstruktur für die Dokumentation zu überlegen und diese in einer „.dot-Vorlage" abzuspeichern. Damit ist sichergestellt, dass die folgenden wesentlichen Vorgaben in jedem Dokument adressiert sind:

- ☐ Für welche Firma (Muttergesellschaft, Tochtergesellschaften, Lieferanten) gelten die Dokumente, liegt ggf. ein Verweis auf andere Firmennamen vor?
- ☐ Gibt es eine Kodierung zum schnellen Wiederfinden der Dokumente (QM-Handbuch, SOP xx bzw. VA xx, AA xx, FB xx etc.)?
- ☐ Wie wird die Zuordnung abgebildet, ob das Dokument ein internes oder externes Dokument ist?
- ☐ Gibt es Angaben über den Revisionsstand des Dokuments?
- ☐ Weisen die Dokumente eine einzelne Seitenzahl/gesamte Seitenzahl auf?
- ☐ Wann wurde das Dokument von wem erstellt bzw. überarbeitet?
- ☐ Wann wurde das Dokument von wem geprüft?
- ☐ Wann wurde das Dokument von wem freigegeben?
- ☐ Was hat sich im aktuellen Dokument im Vergleich zur vorherigen Version geändert? Wie wird dies gekennzeichnet oder zusammengefasst?
- ☐ Liegt eine „Verfahrensanweisung" (siehe unten) zur Lenkung von Dokumenten vor, die die oben genannten Vorgaben beschreibt?

QM-Handbuch

Es gibt verschiedene Arten von Dokumenten, die das Unternehmen widerspiegeln. Das übergeordnete Dokument bildet das **„QM-Handbuch"**. Mithilfe dieses Dokuments soll erkennbar sein, was das Unternehmen ausmacht. Auch dafür sind Vorgaben für den Inhalt definiert:

- ☐ Für welche Firma (Muttergesellschaft, inkl. Tochtergesellschaften) gilt das QM-Handbuch?

- ☐ Sind das Unternehmen und seine Geltungsbereiche (Angaben gemäß EN ISO 13485:2016, EN ISO 9001:2015, MDD/AIMDD/IVDD Zertifikat) beschrieben?
- ☐ Werden alle im Unternehmen vorhandenen Prozesse beschrieben oder verlinkt?
- ☐ Kann Entwicklung, unter Berücksichtigung von regulatorischen Anforderungen, ausgeschlossen werden?
- ☐ Gibt es belegbare Nachweise, Teile der Kapitel 6, 7 und 8 der EN ISO 13485 als nicht anwendbar zu bewerten?
- ☐ Ist die Wechselwirkung der ermittelten Prozesse inkl. ausgegliederter Prozesse dargestellt?
- ☐ Sind alle dokumentierten Verfahren im QM-Handbuch referenziert?
- ☐ Gibt es eine Liste der gültigen Dokumente inkl. Revisionsstand (Struktur der im QM-System verwendeten Dokumente)?
- ☐ Referenz im QM-Handbuch: Wo sind die Angaben über Qualitätspolitik und Qualitätsziele zu finden (siehe Kapitel 5 der Norm)?
- ☐ Ist das QM-Handbuch durch die Geschäftsführung mit Datum und Unterschrift freigegeben?

Zusammenfassung aller Dokumente

Das QM-Handbuch ist nach diesen Vorgaben eine zusammenfassende Darstellung des eigenen Unternehmens. Auch wenn ein Hauptansatz eines QM-Systems die Dokumentation ist, wird in der Gestaltung freie Hand gegeben. In der praktischen Umsetzung macht es Sinn, das Handbuch kurz und kompakt zu halten, sodass es nur bei wesentlichen Änderungen zu überarbeiten ist. Die Norm bietet die Möglichkeit, auf die Verfahrensanweisungen zu verweisen, statt alles im QM Handbuch zu wiederholen. Hauptsache, die Struktur, der im Unternehmen verwendeten Dokumentation der einzelnen Prozesse, ist vorhanden. Praktischerweise wird dies in einer Liste zusammengefasst. So ist für jeden Mitarbeiter schneller erkennbar, was sich im Unternehmen geändert hat, welches die aktuelle Fassung eines Dokuments ist und welche Version verwendet werden darf.

Wechselwirkung der Pozesse

Eine Herausforderung in der Erstellung des QM-Handbuchs bildet die Darstellung der „**Wechselwirkung der Prozesse**". Darunter ist zu verstehen, dass im Unternehmen verschiedene einzelne Prozesse existieren: Zum einen gibt es Kernprozesse, die die wertschöpfenden Tätigkeiten abbilden, z. B.:

Entwicklung von Medizinprodukten – Einkauf – Produktion – Vertrieb – etc.

Für die Kernprozesse gibt es jeweils unterstützende Prozesse:

- Entwicklung von Medizinprodukten: Ideenfindung, Patentrecherche, Prototypgestaltung etc.
- Einkauf: Lieferantenauswahl und -bewertung, Bestellung von Rohstoffen etc.
- Produktion: Planung, Umsetzung, Inprozesskontrollen, Wartung etc.
- Vertrieb: Inverkehrbringung, Marktbeobachtung etc.

sowie übergeordnete Lenkungsprozesse:

- Management: Firmenstrategie, Q-Politik, Q-Ziele
- Risikomanagement
- Schulung
- Übergeordnetes QM-System etc.

Klassischerweise kann dies grafisch dargestellt werden, um das Verständnis der Schnittstellen im Unternehmen bzw. mit externen Parteien zu erleichtern.

Dokumentierte Verfahren

Eine weitere Art der Dokumentation bilden „**Verfahrensanweisungen**" (SOP, Standard Operation Procedures), sogenannte dokumentierte Verfahren. Sie sind direkt dem QM-Handbuch untergeordnet und sind eine Zusammenfassung eines Prozesses. Je nach Unternehmensgröße und den vorliegenden Prozessen kann die Zahl der Verfahrensanweisungen variieren.

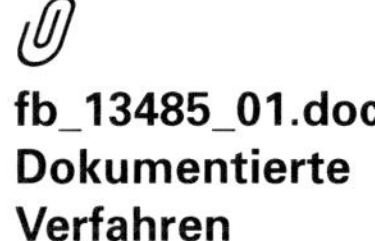

fb_13485_01.doc Dokumentierte Verfahren

Dabei ist zu beachten, dass mindestens folgende in der Norm geforderten Prozesse in einer Verfahrensanweisung beschrieben sind (Tabelle 1, siehe auch Datei 13485_01):

Tabelle 1: Dokumentierte Verfahren

Verfahrensanweisungen	**Kapitel**
☐ „Änderung von Prozessen"	Kapitel 4.1.4
☐ „Lenkung von ausgelagerten Prozessen"	Kapitel 4.1.5
☐ „Validierung der Anwendung von Computersoftware im QM-System"	Kapitel 4.1.6, 7.6
☐ „Medizinprodukteakte inkl. Verfahren zu Herstellung, Verpackung, Lagerung & Vertrieb, Messung und Überwachung sowie ggf. Installation und/oder Instandhaltung"	Kapitel 4.2.3, 7.2.2, 8.2.5, 8.2.6
☐ „Lenkung von Dokumenten"	Kapitel 4.2.4
☐ „Lenkung von Aufzeichnungen"	Kapitel 4.2.5
☐ „Managementbewertung"	Kapitel 5.6.1
☐ „Befähigung, Schulung und Qualitätsbewusstsein"	Kapitel 6.2
☐ „Anforderungen an Infrastruktur inkl. Wartung"	Kapitel 6.3
☐ „Überwachung und Lenkung der Arbeitsumgebung insbesondere in Bezug auf die Anforderungen an Gesundheit, Sauberkeit und Arbeitskleidung"	Kapitel 6.4.1
☐ ggf. „Lenkung von (möglicherweise) verunreinigten Produkten"	Kapitel 6.4.2
☐ für sterile Produkte: „Lenkung von Verunreinigung durch Mikroorganismen oder Partikel inkl. Reinheit während des Montage- oder Verpackungsprozesses"	Kapitel 6.4.2
☐ „Risikomanagement"	Kapitel 7.1
☐ „Kommunlkatlon"	Kapltel 7.2.3
☐ „Entwicklung inkl. Entwicklungsplanung und -bewertung, Entwicklungsverifizierung, Entwicklungsvalidierung, Übertragung von Entwicklungsergebnissen, Entwicklungsakte"	Kapitel 7.3.1, 7.3.5, 7.3.6, 7.3.7, 7.3.8, 7.3.10
☐ „Lenkung von Entwicklungsänderung"	Kapitel 7.3.9
☐ „Beschaffung"	Kapitel 7.4.1
☐ „Verfahren und Methode für die Lenkung der Produktion"	Kapitel 7.5.1
☐ „Anforderung an die Sauberkeit von Produkten"	Kapitel 7.5.2
☐ ggf. „Lenkung der Kontamination von Produkten"	Kapitel 7.5.2
☐ „Validierung"	Kapitel 7.5.6
☐ ggf. „Validierung von Sterilisationsprozessen und Sterilbarrieresystemen"	Kapitel 7.5.7
☐ „Identifizierung"	Kapitel 7.5.8
☐ „Rückverfolgung"	Kapitel 7.5.9
☐ „Produkterhaltung"	Kapitel 7.5.11
☐ „Lenkung von Überwachungs- und Messmittel"	Kapitel 7.6
☐ „Rückmeldungen"	Kapitel 8.2.1
☐ „Reklamationsbearbeitung"	Kapitel 8.2.2
☐ „Berichterstattung an Regulierungsbehörden"	Kapitel 8.2.3
☐ „Internes Audit"	Kapitel 8.2.4

Verfahrensanweisungen	Kapitel
☐ „Lenkung nicht konformer Produkte inkl. ggf. Nacharbeit"	Kapitel 8.3.1, 8.3.4
☐ „Maßnahmenempfehlung/Vigilance"	Kapitel 8.3.3
☐ „Datenanalyse"	Kapitel 8.4
☐ „Korrekturmaßnahmen"	Kapitel 8.5.2
☐ „Vorbeugungsmaßnahmen"	Kapitel 8.5.3

Grundsätzlich macht es Sinn, dass die Verfahrensanweisungen vom Prozesseigner selbst geschrieben werden, damit dies der Realität entspricht und bei der Bewertung durch den Qualitätsmanagementbeauftragten mögliche Missverständnisse rechtzeitig korrigieren werden.

Arbeitsanweisungen

Eine weitere Art der Dokumentation bilden „**Arbeitsanweisungen**". Sie sind eine detaillierte Darstellung einer einzelnen Tätigkeit. Arbeitsanweisungen sind in Abhängigkeit von Bildung und Kompetenz der eingesetzten Mitarbeiter zu erstellen (z. B. Darstellung in Worten, Bildern oder in einer Kombination).

Formblätter

Des Weiteren gibt es die Dokumentationsart „**Formblätter**". Um die Ergebnisse der Prozessvorgaben zu dokumentieren, ist es wichtig, eine Grundlage zu schaffen, um die entsprechenden Daten zu erheben und zu dokumentieren. Dazu können Formblätter eigenständige Dokumente sein oder, falls sinnvoll, in die Arbeitsanweisung integriert sein. Dies erspart bei der Beschreibung von komplexen Vorgängen (z. B. Herstellung des Medizinprodukts), dass man alle Schritte auswendig kennen muss.

Externe Dokumente

Neben den internen Dokumenten gibt es auch externe Dokumente. Darunter fallen Gesetzestexte, Normen, Spezifikation von Kunden etc. Es ist sicherzustellen, dass jeweils die derzeit gültigen Dokumente verwendet werden und in den Lenkungsprozess von Dokumenten integriert sind.

fb_13485_02.doc Dokumentationsanforderungen

Alle oben genannten Dokumentationsarten können auf Papierbasis und/oder elektronisch erstellt, implementiert und aufrechterhalten werden. Dabei sind weitere Vorgaben zu berücksichtigen (Tabelle 2, siehe auch Datei 13485_02):

Tabelle 2: Vorgaben für dokumentierte Verfahren

Lenkung von Dokumenten:
☐ Liegt eine Verfahrensanweisung zur „Lenkung von Dokumenten" vor, die die folgenden Vorgaben enthält:
Verfügbarkeit an den jeweiligen Einsatzorten
☐ Wie werden die aktuellen (internen & externen) Dokumente den Mitarbeitern/involvierten Parteien zur Verfügung gestellt (z. B. elektronisch via Datenbank, Kopie vom Original)?
☐ Wer darf was sehen (z. B. Vergabe von Lese-/Schreiblizenzen am PC)?
☐ Wie lautet der fest definierte Dateipfad auf dem PC, um die Datei wiederzufinden?
☐ ***Lesbarkeit von Dokumenten***
☐ Wird sichergestellt, dass kein Bleistift/Tipp-Ex verwendet wird?
☐ Wird die Lesbarkeit auch nach Jahren gemäß Stand der Technik sichergestellt (z. B. Lesegerät für altes IT-System)?
Neu: Teilweiser Verlust oder Totalverlust muss verhindert werden
☐ Ist der Zugang zu den Räumlichkeiten auf die verantwortlichen Personen eingeschränkt?
☐ Wo werden Papierversionen archiviert? Aufgrund der Gefahr der Brandbeschleunigung darf es nicht im Serverraum sein!
☐ Sind Feuerlöscher im Archiv oder Serverraum vorhanden?
☐ Ist der Server bzw. das Papierarchiv geschützt gegen Feuer, Wasserschäden, unbefugten Zugriff sowie, Server betreffend, gegen Stromspitzen, Stromausfall etc. vor?

☐ Wird ausgeschlossen, dass Angaben beabsichtigt oder unbeabsichtigt gelöscht werden (auf Papier und elektronisch)?

☐ Wie sind die Vorgaben zur Datensicherung (z. B. Spiegelung vom Server, externe Bandsicherung)?

☐ Wie sind die Vorgaben zur Datensicherheit (z. B. Schutz vor Cyberattacken)?

Ungültige Dokumente

☐ Wer ist für das (Papier- oder elektronische) Archiv zuständig?

☐ Wird sichergestellt, dass alle Verantwortlichen involviert sind, um ein Dokument für ungültig zu erklären, inkl. des ursprünglichen Autors?

☐ Wie wird sichergestellt, dass veraltete Versionen nicht mehr verwendet werden?

☐ Wie werden veraltete Versionen gekennzeichnet?

☐ Wird sichergestellt, dass die regulatorischen Anforderungen zur Aufbewahrung berücksichtigt werden (z. B. Lebensdauer des Medizinprodukts, Zeitraum nach dem letzten Inverkehrbringen)?

☐ Findet eine regelmäßige Bewertung der Dokumente hinsichtlich Aktualität durch Genehmiger der Originalfassung bzw. Prozessverantwortliche statt?

4.3 Erstellung von Aufzeichnungen

Aufzeichnungen

Nicht zuletzt gibt es die Dokumentationsart „**Aufzeichnungen**" (z. B. ausgefüllte Formblätter). Bei der Erstellung von Aufzeichnungen gilt es nachzuweisen, dass alle Vorgaben und Prozesse durch die beteiligten Mitarbeiter und involvierte Parteien eingehalten werden, um Produktkonformität und somit Patientensicherheit zu garantieren.

Bei den erstellten Aufzeichnungen müssen die folgenden Vorgaben berücksichtigt werden:

Lenkung von Aufzeichnungen:

☐ Liegt eine Verfahrensanweisung zur „Lenkung von Aufzeichnungen" vor, die die folgenden Vorgaben enthält:

☐ Wie werden Aufzeichnungen erstellt und aufrechterhalten?

☐ Woran sind Aufzeichnungen als solche erkennbar?

☐ Wo werden erstellte Aufzeichnungen gelagert (z. B. Sicherstellung schnellen Zugriffs bei Abweichungen)?

☐ Wie wird sichergestellt, dass Aufzeichnungen mindestens zwei Jahre und unter Berücksichtigung regulatorischer Vorgaben aufbewahrt werden?

☐ **Neu**: Werden die regulatorischen Anforderungen bezüglich Datenschutz von Patientendaten erfüllt (unter Berücksichtigung der Europäischen Datenschutz-Grundverordnung (DSGVO): (EU) 2016/679)?

☐ **Neu**: Wie sind Änderungen in Aufzeichnungen erkennbar (z. B. ergänzte Angaben mit Datum und Unterschrift, keine Verwendung von Tipp-Ex)?

4.4 Wesentliche Änderungen bezüglich der Dokumentationsvorgaben

Bei der Erstellung von Dokumenten wie QM-Handbuch, Verfahrensanweisungen, Arbeitsanweisungen oder Formblätter sind in der aktuellen Fassung der Norm die Vorgaben konkretisiert worden.

Nationale regulatorische Vorgaben

Je nach Zielland sind verschiedene Vorgaben erforderlich. Daher verweist die Norm an verschiedenen Stellen neben den relevanten internationalen Normen auch auf die regulatorischen Anforderungen, die zu berücksichtigen sind:

- ☐ Sind alle regulatorischen Anforderungen bezüglich Dokumentation pro Zielmarkt ermittelt worden?
- ☐ Sind die gefundenen regulatorischen Anforderungen für das Medizinprodukt anwendbar?
- ☐ Wer ist für die regelmäßige Überwachung der regulatorischen Änderungen verantwortlich?
- ☐ Wo werden die (neuen) Daten gespeichert und den relevanten Mitarbeitern zur Verfügung gestellt?
- ☐ Wer wertet die neuen Daten aus und stellt sicher, dass diese Anforderungen im Unternehmen umgesetzt werden?

Verantwortlichkeiten

Des Weiteren wird hervorgehoben, dass das Unternehmen die Verantwortlichkeiten („Rollen") dokumentiert muss (Kapitel 4.1.1):

- ☐ Welche „internen und externen Rollen" gibt es im Unternehmen?
- ☐ Wo werden alle involvierten Rollen dokumentiert?

Dabei muss das Rad nicht neu erfunden werden. Ein Tool, das in vielen Unternehmen schon vorliegt, sind die Stellenbeschreibungen und/oder die Mitarbeiterqualifikationsmatrix. Bei Bedarf sind die fehlenden Prozesse in der Stellenbeschreibung zu ergänzen. Neue Rollen (Verantwortlichkeiten und Befugnisse), die gemäß der aktuellen Norm vorliegen (z. B. Bevollmächtigter, Importeur oder Vertriebspartner), sind ebenfalls zu dokumentieren. Auch an dieser Stelle können bestehende Dokumente verwendet werden. Im Rahmen der Lieferantenbewertung (siehe unten, Kapitel 7.4) sind alle involvierten Parteien gelistet. Es sollte hervorgehoben werden, welche als kritischer Lieferant/Dienstleister/OEM eingestuft sind.

Risikomanagement

Ein weiterer Punkt, der neu aufgenommen wurde, ist die Vorgabe der Verwendung eines risikobasierten Ansatzes für die Lenkung von Prozessen im Unternehmen. Dieser Punkt ist ein Übertrag aus der ISO 9001:2015. Die Forderung enthält keinen Verweis auf die ISO 31000-2009. Jedoch bietet die ISO 31000, zusätzlich zu der harmonisierten Norm EN ISO 14971 „Anwendung des Risikomanagements auf Medizinprodukte", eine gute Hilfestellung für die Umsetzung zur Lenkung von ***Prozess***risiken.

In Bezug auf die Prozessrisiken gilt es folgende Punkte zu prüfen:

- ☐ Liegt eine aktuelle Risikomanagementakte gemäß der EN ISO 14971 vor (siehe auch Kapitel 7 der Norm)?
- ☐ Enthält die Risikomanagementakte neben den Produktrisiken auch die Prozessrisiken?

Ausgliederung von Prozessen

Dass ein Unternehmen verschiedene Prozesse ausgliedern darf, war bisher in der Norm schon beschrieben. In der aktuellen Fassung wird hervorgehoben, dass ein Unternehmen zwar Prozesse auslagern darf, aber die Verantwortung der Umsetzung beim Unternehmen bleibt.

- ☐ Ist das Risiko höher, wenn der Prozess im eigenen Unternehmen durchgeführt wird?
- ☐ Wo wird dokumentiert, dass der Lohnfertiger/Lohnsterilisierer, das Vertriebsunternehmen oder das Unternehmen zur Durchführung von Kalibrationen oder sonstigen Dienstleistungen für die Durchführung qualifiziert ist?
- ☐ Sind die regulatorischen Anforderungen bei dem Unternehmen bekannt, das den ausgegliederten Prozess durchführt?
- ☐ Liegen schriftliche Qualitätsvereinbarungen vor? Sind die entsprechenden Verantwortlichkeiten beschrieben?

Software

Die Bedeutung der Softwarevalidierung wurde in Bezug auf die **angewandte Software** für die QM-Prozesse erweitert. Dabei gilt es Folgendes im eigenen Unternehmen zu klären:

- ☐ Welche Software wird im Unternehmen verwendet (Dokumentenmanagementsoftware, Prüfsoftware, Software zur Steuerung oder Auswertung der Produktionsdaten etc.)?
- ☐ Hat diese Software Einfluss auf das Medizinprodukt bzw. QM-System?
- ☐ Falls ja, wie ist das Risiko bei einer Fehlfunktion der Software (z. B. Nichterfüllung von Anforderungen)?
- ☐ Liegt ein dokumentiertes Verfahren für die Durchführung der Softwarevalidierung vor?
- ☐ Unter welchen Rahmenbedingungen müssen diese Validierungen wiederholt werden?
- ☐ Liegen Aufzeichnungen über die durchgeführte erste Validierung vor?
- ☐ Liegen Änderungen an der Software oder ihrer Anwendung vor? Falls ja, wie erfolgt die Revalidierung?
- ☐ Welche statistische Methode wird für die Bewertung der Änderung der Validierung verwendet?

Technische Dokumentation/ Medizinprodukteakte

Die Forderung der MDD/AIMDD bzw. der IVDD, eine Technische Dokumentation für Medizinprodukte zu führen, ist bekannt. Die Verantwortung lag dabei lediglich beim legalen Hersteller. In der aktuellen EN ISO 13485 ist nun eine Forderung, eine Medizinprodukteakte zu führen, an alle beteiligten Schlüsselakteure in der Herstellung von Medizinprodukten gerichtet. Die Norm enthält die folgenden Forderungen:

- ☐ Liegt für jeden Medizinproduktetyp oder jede Medizinproduktegruppe eine aktuelle Version der „Medizinprodukteakte“ vor?
- ☐ Liegen Nachweise zur Erfüllung der Konformität gemäß regulatorischen und internationalen Normenanforderungen vor?

Inhalt der „Medizinprodukteakte“:

- ☐ Wie ist das Medizinprodukt aufgebaut? Aus welchen Materialien/Rohstoffen/Komponenten setzt sich das Medizinprodukt zusammen?
- ☐ Wie lautet der bestimmungsgemäße Gebrauch/die Zweckbestimmung und somit wie ist die Einstufung der Klassifizierung gemäß MDD/AIMDD bzw. IVDD?
- ☐ Wer ist die Zielgruppe: Erwachsene und/oder Kinder?
- ☐ Was ist der Anwendungsbereich: invasiv, nicht invasiv etc.?
- ☐ Wie lange ist die Anwendungsdauer?
- ☐ Wie funktioniert/wirkt das Medizinprodukt?
- ☐ Erfüllen Kennzeichnung und Gebrauchsanweisung die Vorgaben der EN ISO 15223-1 bzw. EN 1041 und die nationalen Sprachanforderungen?
- ☐ Liegt eine Produktspezifikation vor? Umfasst sie alle relevanten Parameter zur Produktfreigabe?
- ☐ Ist eindeutig beschrieben, wie das Medizinprodukt hergestellt, verpackt und gelagert wird?
- ☐ Wie sind die Spezifikationen bzw. wie ist das Verfahren für den Vertrieb?
- ☐ Wie erfolgt für das spezifische Medizinprodukt der Prozess der Messung und Überwachung?

- ☐ Falls anwendbar, wie erfolgt für das spezifische Medizinprodukt der Prozess der Installation?
- ☐ Falls anwendbar, wie erfolgt für das spezifische Medizinprodukt der Prozess der Instandhaltung?

Medizinproduktegruppe

Bei der Umsetzung sollte man zunächst wissen, was eine „**Medizinproduktegruppe**“ ist, die in einer Akte zusammengefasst werden darf. Im Unternehmen werden ggf. mehrere Medizinprodukte(typen) hergestellt. Wenn sie in Bezug auf das Design und die Leistungseigenschaft *(Spezifikation laut Lasten- und Pflichtenheft)* im Zusammenhang mit Sicherheit *(siehe Risikomanagementakte),* bestimmungsbemäßem Gebrauch *(siehe Gebrauchsanweisung)* und Wirkungsweise *(siehe klinische Bewertung)* identisch sind, gehören sie einer Medizinproduktegruppe an. In Bezug auf die Medizinprodukteakte wird nicht gefordert, die technische Dokumentation nochmals zu kopieren. Eine Verweisliste der oben genannten Punkte ist in diesem Zusammenhang auch zulässig.

5 Verantwortung der Leitung

Oberste Leitung

Kapitel 5 der EN ISO 13485 ist speziell an die oberste Leitung (Geschäftsführung, Geschäftsleitung, Vorstand, CEO etc.) gerichtet. Sie beschreibt ihre Verantwortlichkeiten, ihre Aufgaben sowie die dazugehörigen Dokumentationsvorgaben.

Neben allen betriebswirtschaftlichen Wünschen muss die Geschäftsführung allen Mitarbeitern vermitteln, dass ein Qualitätsmanagementsystem im Unternehmen wichtig ist, und als Vorbild dienen. Wird diese Haltung von den einzelnen Mitarbeitern nicht wahrgenommen, ist es schwer, ein QM-System im Unternehmen glaubwürdig aufrechtzuerhalten.

Auch dafür gilt: Die oberste Leitung kann Tätigkeiten an Mitarbeiter ausgliedern. Jedoch bleibt die Verantwortung immer bei der obersten Leitung. Gemäß der Norm muss sie anhand verschiedener Punkte nachweisen, dass sie an der Entwicklung, Implementierung sowie Aufrechterhaltung eines QM-Systems und dessen Wirksamkeitsprüfung beteiligt ist.

Die Norm enthält die folgenden Forderungen an die oberste Leitung:

Kundenorientierung

Kundenorientierung:

- ☐ In welcher Form ist die oberste Leitung in die Ermittlung und Erfüllung der Kundenanforderung involviert (z. B. Vertriebsmeetings, Freigabeprozesse, Kundenbesuche etc.)?
- ☐ In welcher Form ist die oberste Leitung in die Ermittlung und Erfüllung der regulatorischen Anforderungen involviert (z. B. QM/RA-Meeting, Freigabeprozesse, Freigabe neuer Zielmärkte etc.)?

Q-Politik

Qualitätspolitik:

- ☐ Gibt es ein Dokument „Qualitätspolitik“, das die folgenden Punkte beschreibt?
- ☐ Was macht das Unternehmen aus z. B. im Vergleich zur Konkurrenz (z. B. Marktführer, Nischenproduktehersteller etc.)?
- ☐ Was ist dem Unternehmen besonders wichtig (Qualitätsziele, siehe unten)?
- ☐ Welche Rahmenbedingungen liegen vor, um regelmäßig neue Ziele zu definieren und die Ergebnisse zu bewerten?
- ☐ Wie stellt die Geschäftsführung sicher, dass sie in die Entwicklung, Implementierung sowie Aufrechterhaltung eines QM-Systems und in dessen

Wirksamkeitsprüfung involviert ist, und die dazugehörige Verantwortung tragen kann (z. B. interne Kommunikation)?

- ☐ Wie werden Mitarbeiter über die aktuelle Qualitätspolitik informiert (z. B. Aushang, Verkündung im Betriebssitzungen)?
- ☐ Wie wird sichergestellt, dass der Inhalt verstanden wurde (z. B. Schulung inkl. Wirksamkeitsprüfung)?
- ☐ Wird sichergestellt, dass die Qualitätspolitik nach wesentlichen Änderungen überarbeitet wird? Wird regelmäßig die Aktualität des Inhalts geprüft?

Qualitätsziele

Hat die Geschäftsführung in der Qualitätspolitik beschrieben, wofür das Unternehmen steht, gilt es zu definieren, wohin die Reise gehen soll. Qualitätsziele zu definieren, muss nicht künstlich erzwungen werden. Jedes Unternehmen analysiert betriebswirtschaftlich regelmäßig die Strategie des eigenen Unternehmens. Letztlich sind die betriebswirtschaftlichen Vorgaben übertragbar auf die Qualitätsziele und die Qualitätsplanung. Dabei gibt die Norm folgende Vorgaben:

Qualitätsziel:

- ☐ Orientieren sich die definierten Ziele in eine Richtung?
- ☐ **Neu:** Sind die Ziele so definiert, dass sie zur Erfüllung der regulatorischen Anforderungen beitragen?
- ☐ **Neu:** Sind die Ziele so definiert, dass sie zur Erfüllung der Produktanforderungen beitragen?
- ☐ Werden mit den Zielen alle relevanten Abteilungen, Prozesse im Unternehmen sowie involvierte Parteien adressiert, die an der Qualität eines Medizinprodukts bzw. QM-Systems beteiligt sind und somit die Produktsicherheit garantieren?
- ☐ Sind die definierten Ziele messbar (z. B. Prozesskennzahlen, Zeitvorgaben, Ja/Nein-Entscheidungen möglich)?

fb_13485_03.doc Umsetzung von Qualitätspolitik und -zielen

Bei der Realisierung der Qualitätspolitik und der Qualitätsziele gilt es den oben genannten vierphasigen PDCA-Zyklus (Planen, Umsetzen, Überprüfen, Handeln) umzusetzen (Tabelle 3, siehe auch Datei 13485_03):

Tabelle 3: Umsetzung von Qualitätspolitik und -zielen

Planen
☐ Liegt ein Plan vor, wie die Qualitätsziele erreicht werden, unter der Bedingung, dass die Vorgaben der EN ISO 13485 Kapitel 4.1 berücksichtigt werden?
☐ Wird bei der Planung von Änderungen am QM-System berücksichtigt, dass das QM-System funktionsfähig bleibt?
Umsetzen
☐ Sind Mitarbeiter benannt, die die entsprechenden Befugnisse haben?
☐ **Neu:** Wo wird die gegenseitige Beziehung dieser Personen dokumentiert (z. B. Organigramm)?
☐ Wie wird sichergestellt, dass die erforderliche Unabhängigkeit und die Befugnisse zur Durchführung der Tätigkeit vorliegen?
Überprüfen
☐ Wird regelmäßig eine Managementbewertung durchgeführt?
☐ Liegt eine Verfahrensanweisung zur Durchführung der „Managementbewertung" vor, die die folgenden Eingaben für die Bewertung berücksichtigt:
☐ **Neu:** Rückmeldung (früher beschränkte es sich nur auf Rückmeldung vom Kunden)
☐ **Neu:** Reklamationsbearbeitung
☐ **Neu:** Berichterstattung an Regulierungsbehörden (z. B. FSN, FSCA – siehe Kapitel 8 der Norm)

- ☐ Audits (Ergebnisse aus internen und externen Audits)
- ☐ Überwachung und Messung von Prozessen (siehe Kapitel 8 der Norm)
- ☐ Überwachung und Messung von Produkten (siehe Kapitel 8 der Norm)
- ☐ Korrekturmaßnahmen (Anzahl der erstellten, offenen, geschlossenen Maßnahmenpläne sowie Bewertung der Auswirkung der offenen)
- ☐ Vorbeugungsmaßnahmen (Anzahl der erstellten, offenen, geschlossenen Maßnahmenpläne sowie Bewertung der Auswirkung der offenen)
- ☐ Folgemaßnahmen vorangegangener Managementbewertungen (Bewertung der Auswirkung der nicht umgesetzten Ziele)
- ☐ Änderungen, die sich auf das Qualitätsmanagementsystem auswirken könnten
- ☐ Empfehlungen für Verbesserungen
- ☐ Anwendbare neue oder überarbeitete regulatorische Anforderungen

Handeln

- ☐ Führt die Bewertung der Ergebnisse zu folgenden Entscheidungen oder Maßnahmen:
- ☐ Verbesserungen zur Aufrechterhaltung der Eignung, Angemessenheit und Wirksamkeit des QM-Systems und seiner Prozesse
- ☐ Produktverbesserung in Bezug auf Kundenanforderungen
- ☐ **Neu:** Änderungen, die erforderlich sind, um auf anwendbare neue oder überarbeitete regulatorische Anforderungen zu reagieren
- ☐ *Regelmäßige Bewertung* des Bedarfs an Ressourcen
- ☐ Sind diese Ergebnisse in der Managementbewertung dokumentiert?

Qualitätsmanagementbeauftragte (QMB)

Bei der Realisierung steht der obersten Leitung der „Beauftragte der obersten Leitung" (oft auch als Qualitätsmanagementbeauftragter (QMB) bezeichnet) zur Verfügung. Bei seiner Benennung muss sichergestellt sein, dass er Mitglied der Leitung ist. Denn nur dann hätte diese Person die Befugnis, Anweisungen zu geben, um ihre Aufgaben umsetzen zu können. Dies wären unter anderem wie folgt:

Planen

- ☐ Aufbau eines QM-Systems

Umsetzen

- ☐ Sicherstellung der Dokumentation der erforderlichen Prozesse

Überprüfen

- ☐ Überprüfung der Wirksamkeit des eingeführten Systems
- ☐ Meldung der Notwendigkeit für Verbesserungen an die oberste Leitung

Handeln

- ☐ Einleitung erforderlicher Maßnahmen, ggf. in Absprache mit der obersten Leitung
- ☐ Regelmäßige Förderung des Bewusstseins aller Mitarbeiter für die anwendbaren regulatorischen Anforderungen und die QM-System-Anforderungen (z. B. QM-Schulung, gelebte Praxis in der Vorbildfunktion)

Die Funktion des QMB kann bei kleinen Unternehmen durch die oberste Leitung übernommen werden. Bei großen Unternehmen können Aufgaben an andere Mitarbeiter delegiert werden. Wer immer auch die Funktion übernimmt: Es ist darauf zu achten, dass die Überprüfung der eigenen Tätigkeit ausgeschlossen wird (z. B. Auditierung des eigenen Bereichs).

Interne Kommunikation

Die Ergebnisse der regelmäßigen Überprüfung und die daraus resultierenden Änderungen sind an alle beteiligten Mitarbeiter weiterzuleiten. Daher sind Methoden der internen Kommunikation einzuführen (Meetings, Info per Mail, schwarzes Brett, Schulung). Dabei ist sicherzustellen, dass die adressierten Mitarbeiter die Tools auch nutzen. Falls notwendig, sollte eine schriftliche Bestätigung vorliegen, dass die jeweilige Änderungsinformation gelesen und verstanden wurde.

6 Management von Ressourcen

Ressourcen

Die Verantwortlichkeit von Ressourcen liegt bei der obersten Leitung. Unter Ressourcen sind dabei Mitarbeiter, die Infrastruktur sowie die Arbeitsumgebung zu verstehen, die zur Herstellung eines Medizinproduktes notwendig sind:

a) Mitarbeiter: Anzahl, Kompetenzen, Erfahrungen in Bezug auf das Produkt des Unternehmens, etc.

b) Infrastruktur: Betriebsgelände, Anlagen, Geräte, Zubehör, etc.

c) Arbeitsumgebung: Reinraum, Ex-Schutz Raum, Schleusen, etc.

6.1 Bereitstellung von Ressourcen

Zunächst gilt es zu ermitteln, welche Ressourcen notwendig sind und falls erforderlich, diese entsprechend bereitzustellen.

- ☐ Welche Prozesse sind zur Lenkung von Prozessen vorhanden?
  - ☐ Ermittlung von neuen Mitarbeitern, Forderung von bestehenden Mitarbeitern, etc. (siehe Kapitel 6.2).
  - ☐ Installation von Anlagen, Geräten, Zubehör, Erweiterung vom Betriebsgelände, etc. (siehe Kapitel 6.3).
  - ☐ Errichtung und Aufrechterhaltung der Arbeitsumgebungen, etc. (siehe Kapitel 6.4).
- ☐ Welcher Bedarf an Ressourcen wird derzeit abgedeckt?
- ☐ Liegen Änderungen vor, die einer Neuplanung bedürfen?
- ☐ Gibt es regulatorischen Anforderungen (z.B. Produktnormen, Gesetze für Mitarbeiter und Umweltschutz, etc.)?
- ☐ Gibt es Kundenanforderungen (z.B. Zugriffskontrolle zu vertraulichen Daten, Spezifikationsvorgaben bezüglich spezieller Anlagen, etc.)?
- ☐ Wie wird die Implementierung dokumentiert (z. B. Mitarbeiterliste/Stellenbeschreibung, Prozessübersicht inkl. Link zu den verwendeten Anlagen, IQ/OQ/PQ, etc.)?
- ☐ Wie wird die Wirksamkeit dokumentiert (z. B. Schulung, Wartungspläne und -berichte, Requalifizierung, etc.)

6.2 Personelle Ressourcen

Personalabteilung

Bei der Auswahl der Mitarbeiter oder des externen Dienstleisters ist zu prüfen, welche Anforderungen an die Tätigkeiten vorliegen. Wenn die Tätigkeit die Produktqualität beeinflussen kann, sind Nachweise über die vorliegende Ausbildung, Schulung, Fertigkeit und Erfahrung zu führen. Unabhängig davon, ob die Tätigkeiten im Unternehmen durch interne oder externe Mitarbeiter durchgeführt werden, sind folgende Vorgaben zu berücksichtigen:

Personelle Ressourcen:

- ☐ Liegt eine Verfahrensanweisung zu „Befähigung, Schulung und Qualitätsbewusstsein“ vor, die die folgenden Vorgaben enthält:
- ☐ Welche Vorgaben hinsichtlich Kenntnissen gibt es für kritische Tätigkeiten (z. B. QMB, Sicherheitsbeauftragter für Medizinprodukte gemäß § 30 MPG, Eigner der Prozesse Produktion, Sterilisation, Produktfreigabe etc.)?
- ☐ Wo sind diese Anforderungen aufgeführt (z. B. Stellenbeschreibung, Lebenslauf der externen Dienstleister)?
- ☐ Werden regulatorische und Kundenanforderungen berücksichtigt (z. B. Sicherheitsbeauftragter für Medizinprodukte gemäß § 30 MPG, Medizinprodukteberater gemäß § 31 MPG etc.)?
- ☐ Liegt für jeden Mitarbeiter und die im Unternehmen durchgeführten Tätigkeiten eine Zuordnung vor, wer was machen darf (z. B. Mitarbeiterqualifikationsmatrix, Einsatz von externen Mitarbeitern)?
- ☐ Werden Maßnahmen eingeleitet, die die Kompetenz sicherstellen (z. B. Fortbildung bestehender Mitarbeiter, Einstellung neuer Mitarbeiter, Schulung Leiharbeiter)?
- ☐ Wie wird sichergestellt, dass die Kompetenz nach Stand der Technik aufrechterhalten wird (z. B. Schulung, Teilnahme an Kongressen und Messen, Lesen von Fachliteratur)?
- ☐ Wird regelmäßig bewertet, ob die eingeleiteten Maßnahmen wirksam waren (z. B. Tests zu durchgeführten Schulungen, Mitarbeitergespräch etc.)?
- ☐ Wird das QM-Bewusstsein, insbesondere für die durchgeführte Tätigkeit eines einzelnen Mitarbeiters, aufrechterhalten (z. B. QMB als Vorbildfunktion, Motivation, Schulung)?
- ☐ Werden Aufzeichnungen zu den oben genannten Punkten erstellt und aufbewahrt (z. B. unter Berücksichtigung der Aufbewahrungsdauer)?
- ☐ **Neu:** Ist die Methode zur Überprüfung der Wirksamkeit der Schulung oder der sonstigen Maßnahmen angemessen, im Verhältnis zu dem mit der Arbeit verbundenen Risiko (z. B. Schulung versus Eigenstudium)?

6.3 Infrastruktur

Gebäude, Produktionsanlagen, Software etc.

Unter Infrastruktur sind die folgenden Rahmenbedingungen bei der Herstellung eines Medizinprodukts zu verstehen:

Infrastruktur:

- ☐ Gebäude (z. B. Trennung Produktions- und Büroräume), Arbeitsort (z. B. Zugang für Lieferung durch LKWs) und zugehörige Versorgungseinrichtungen
- ☐ Prozessausrüstungen (sowohl Hardware als auch Software)
- ☐ Unterstützende Dienstleistungen (z. B. Transport, Kommunikation oder Informationssysteme)
- ☐ Liegt eine Verfahrensanweisung mit den „Anforderungen an Infrastruktur inkl. Wartung“ vor, die die folgenden Vorgaben enthält:

Planen

- ☐ Welche Infrastruktur ist notwendig,
  - ☐ um Produktkonformität zu erreichen (z. B. Reinraum)?
  - ☐ um Produktverwechslung zu vermeiden (z. B. Konzept der Line Clearance)?

- ☐ um die ordnungsgemäße Handhabung des Produkts sicherzustellen (z. B. Nutzung von Laminarflowbänken)?

☐ Werden regulatorische und Kundenanforderungen berücksichtigt?

Umsetzen

☐ Wurde die Implementierung der (neuen) Infrastruktur (z. B. DQ/IQ, OQ/PQ, Gebäudeplan mit Angaben über Materialfluss) dokumentiert?

- ☐ Gibt es eine Liste alle Anlagen und Geräte?
- ☐ Welche Vorgaben gibt es bzgl. der Anwendung der Anlagen und Geräte (z. B. Exschutz)? Wo ist dies dokumentiert (z. B. Arbeitsanweisung, Bedienungshandbuch)?
- ☐ Dürfen Anlagen und Geräte für verschiedene Anwendungen verwendet werden?
- ☐ Wo sind die Angaben der notwendigen Wartungstätigkeiten inkl. der Intervalle für Anlagen/Geräte beschrieben?

Überprüfen

☐ Wo wird die Durchführung der Wartungstätigkeiten dokumentiert?

- ☐ Wenn eine Wartung nicht durchgeführt wurde, liegt ein dokumentierter Nachweis vor, warum die Wartung nicht durchgeführt wurde?
- ☐ Wie ist die entsprechende Risikobewertung?
- ☐ Werden nicht mehr verwendete Anlagen und Geräte entsprechend als gesperrt gekennzeichnet?

Handeln

☐ Welche Maßnahmen sind ggf. notwendig:

- ☐ Re-Qualifizierung?
- ☐ Beschaffung von Ersatz?
- ☐ (Nach-)Justierung?
- ☐ Stilllegung oder Entsorgung alter Anlagen und Geräte?

6.4 Arbeitsumgebung

Arbeitsplatz

Die Arbeitsumgebung kann aus Büroarbeitsplätzen, Produktions- und Qualitätskontrollräumen etc. bestehen. Je nach Medizinprodukt können diese Räumlichkeiten z. B. in Reinräumen oder unter sonstigen Rahmenbedingungen (Exschutzräume) untergebracht sein. Im QM-System sind die Arbeitsumgebungen zu beschreiben, die Einfluss auf die Produktqualität haben.

Arbeitsumgebung:

☐ Liegt eine Verfahrensanweisung zur „Überwachung und Lenkung der Arbeitsumgebung“ vor, die die folgenden Vorgaben enthält:

☐ Bei Tätigkeiten, die produkt- und/oder arbeitsplatzberührend sind und Einfluss auf die Medizinprodukte-Sicherheit **(neu)** oder -Leistung **(neu)** haben:

- ☐ Gibt es Vorgaben bezüglich der Gesundheit der Mitarbeiter (z. B. Tröpfcheninfektion beim Einsatz in der Sterilproduktion, Schwangere beim Einsatz von Lötprozessen)?
- ☐ Gibt es Vorgaben bezüglich der Sauberkeit der Mitarbeiter (z. B. Reinigung und Desinfektion der Hände inkl. Angaben zur Einwirkzeit des Desinfektionsmittels, Tragen von Schmuck bzw. Schminke im Produktionsbereich)?

- ☐ Gibt es Vorgaben bezüglich der Arbeitskleidung der Mitarbeiter (z. B. Reinraumkleidung, Wechsel der Arbeitskleidung)?

☐ Wird sichergestellt, dass die Mitarbeiter für die entsprechende Tätigkeit unter besonderen Umgebungsbedingungen kompetent sind (z. B. Stellenbeschreibung, Kompetenzmatrix, regelmäßige Schulungen) oder durch eine kompetente Person überwacht werden (z. B. Überwachung von Personal von Behindertenwerkstätten, externe Techniker)?

☐ **Neu**: Bei Tätigkeiten im Reinraum: Werden die Anforderungen der ISO 14644 „Reinräume und zugehörige Reinraumbereiche" und der ISO 14698 „Reinräume und zugehörige Reinraumbereiche – Biokontaminationskontrolle" berücksichtigt?

Lenkung der Kontamination:

☐ Ist ein Verfahren zum Umgang mit (möglicherweise) verunreinigten Produkten im Unternehmen etabliert?

☐ Welche Maßnahmen werden in solchen Fällen geplant (z. B. in Quarantäne lagern, Entsorgung, Reinigung (Achtung bei Sporenbildner!) etc.)?

☐ Wo werden die Maßnahmen dokumentiert (z. B. im CAPA-System, in einer Produktionsabweichungsliste etc.)?

☐ Wird durch die Maßnahmen sichergestellt, dass die Arbeitsumgebung, der Mitarbeiter oder das Produkt nicht (weiter) verunreinigt wird?

☐ Bei sterilen Medizinprodukten:

- ☐ Ist ein Verfahren zum Umgang mit und zur Lenkung von Verunreinigungen durch Mikroorganismen und Partikel im Unternehmen etabliert?
- ☐ Wie werden die Sollvorgaben (z. B. Spezifikation) und Ergebnisse (z. B. Hygienemonitoring) dokumentiert?
- ☐ Wo werden Maßnahmen inkl. Risikobewertung bei Überschreitung der Sollvorgaben (positiver Befund etc.) festgelegt?
- ☐ Wie wird die Reinheit während Montage- und Verpackungsprozessen aufrechterhalten (z. B. Nutzung von Reinräumen oder Laminarflowbänken)?

7 Produktrealisierung

Herstellung oder Dienstleistungserbringung

Kapitel 7 der EN ISO 13485 beschreibt die Vorgaben der Realisierung der Produktion und Dienstleistungserbringung. Auch dabei gilt es den oben genannten vierphasigen PDCA-Zyklus (Planen, Umsetzen, Überprüfen, Handeln) umzusetzen. Für die einzelnen Arbeitsschritte sind entsprechende Prozesse zu entwickeln und zu planen, sodass alle Prozesse im Ganzen im Einklang stehen und am Ende ein konformes Medizinprodukt ergeben.

7.1 Planung der Produktrealisierung

Übergeordnet zu der Durchführung verschiedener Produktionsschritte stehen die Beherrschung möglicher Risiken und die Einleitung entsprechender Maßnahmen. Dabei ist die Schnittstelle der EN ISO 13485 und der EN ISO 14971 in Bezug auf folgende Punkte zu prüfen:

Risikomanagement

Risikomanagement:

☐ Liegt eine Verfahrensanweisung zum Thema „Risikomanagement" vor, die die folgenden Vorgaben enthält:

☐ Werden die Ergebnisse der regelmäßigen Tätigkeiten zur Minderung der neu entdeckten Risiken dokumentiert?

Diese Thematik wird in der aktuellen Fassung an verschiedenen Stellen der Norm auch neu adressiert. Dabei wird in der EN ISO 13485 auf die Norm (EN) ISO 14971 „Anwendung des Risikomanagements auf Medizinprodukte" verwiesen. In der Tabelle 4 findet sich eine Übersicht, in welchen Kapiteln der Norm auf das Thema des risikobasierten Ansatzes verwiesen wird.

fb_13485_04.doc Risikomanagement

Tabelle 4: Risikomanagement

Verfahrensanweisungen	Kapitel
☐ Definition Lebenszyklus, Risiko und Risikomanagement	Kapitel 0.2, 3.9, 3.17, 3.18
☐ Risikobasierter Ansatz	Kapitel 4.1.2
☐ **Neu:** Verbundenes Risiko bei ausgegliederten Prozessen	Kapitel 4.1.5
☐ **Neu:** Verbundenes Risiko bei der Wirksamkeitsprüfung von Schulungen	Kapitel 6.1
☐ Prozess Risikomanagement	Kapitel 7.1
☐ Beginn des Risikomanagements im Rahmen der Entwicklung	Kapitel 7.3.3, 7.3.9
☐ **Neu:** Verbundenes Risiko beim Beschaffungsprozess	Kapitel 7.4.1
☐ **Neu:** Verbundenes Risiko bei beschafften Produkten	Kapitel 7.4.3
☐ **Neu:** Verbundenes Risiko im Rahmen der Software(re)validierung, inkl. Einsatz von Software zur Lenkung von Überwachungs- und Messmitteln	Kapitel 7.5.6, 7.6
☐ Akzeptables Risiko, Link zu EN ISO 14971 inkl. der Anhänge ZA, ZB und ZC	Anhang ZA, ZB, ZC

QM-Plan

Neben dem Risikomanagement behandelt Kapitel 7.1 die Planung der Realisierung der Produktion und Dienstleistungserbringung. Die Erklärung des Begriffs „Qualitätsmanagementplan" ist zwar weggefallen, jedoch ist die Forderung der Dokumentation der Planung weiterhin bestehen geblieben. Dem Unternehmen bleibt es überlassen, wie die Dokumentation (papierbasierend oder elektronisch) erfolgt.

Bei der Planung sind die Schnittstellen zu den anderen Abschnitten der Norm zu berücksichtigen.

Produktionsplanung:

☐ Wie lauten die Qualitätsziele (siehe Kapitel 5 der Norm)?

☐ Welche Anforderungen gibt es an das Produkt (siehe Kapitel 4.2.3 der Norm)?

☐ Sind alle notwendigen Prozesse vorhanden (siehe Kapitel 4.1.1 der Norm)?

☐ Gibt es dokumentierte Verfahren zu allen Prozessen (siehe 4.2.4 der Norm)?

☐ Wo wird die Umsetzung der Produktion oder Dienstleistungserbringung dokumentiert inkl. Nachweis, dass die Vorgaben erfüllt werden (siehe 4.2.5 der Norm)?

☐ Liegen alle notwendigen personellen Ressourcen sowie Rahmenbedingung für Infrastruktur und Arbeitsumgebung vor (siehe Kapitel 6 der Norm)?

☐ Gibt es produktspezifische Vorgaben inkl. Produktannahmekriterien (siehe Kapitel 4.2.3 der Norm) für

  ☐ Verifizierung

  ☐ Validierung

☐ Erfassungs- und Prüftätigkeiten (wurden wie folgt konkretisiert):
   ☐ Überwachung
   ☐ Messung
   ☐ Inspektion
   ☐ Prüfung
   ☐ Handhabung
   ☐ Lagerung
   ☐ Vertrieb
   ☐ Rückverfolgbarkeit

☐ Wie sind die Eingaben aus der Entwicklung (siehe Kapitel 7.3 der Norm) für die Produktionsplanung?

7.2 Kundenbezogene Prozesse

Schnittstellen

Die Art der Kunden ist abhängig von den Tätigkeiten, die durch das Unternehmen durchgeführt werden. Beim B2C-Geschäft (Business to Customer) sind die Schnittstellen zum Endverbraucher (Patient, Ärzte, Krankenhäuser etc.) zu beschreiben. Beim B2B-Geschäft (Business to Business) sind die Schnittstellen zum Geschäftspartner (länderspezifische Vertriebspartner, Großhandelspartner, Private Label Manufacturer, Apotheken etc.) zu beschreiben. Tätigkeiten, die unter kundenbezogene Prozesse fallen, sind unter anderem:

- Erstellung von Marketingunterlagen
- Vertragsverhandlungen
- Verkaufsaktivitäten (Kundenbestellung, Machbarkeitsprüfung, Versand, Rechnung etc.)
- Sonstige Kommunikation mit Kunden (z. B. vor Ort beim Kunden, Messen, Schulung etc.)

7.2.1 Ermittlung der Anforderungen bezüglich des Produkts

Produktspezifikation

Um ein Medizinprodukt bzw. die Dienstleistung auf den Markt zu bringen und über einen längeren Zeitraum zu vertreiben, sind folgende Daten zu erfassen:

Ermittlung der Anforderungen bezüglich des Produkts:

☐ Welche Anforderungen stellt der Kunde an das Produkt (siehe auch Kapitel 4.2.3 und 7.3 der Norm)?

☐ Welche Anforderungen stellt der Kunde in Bezug auf die Lieferung (z. B. gekühlter Transport, festgelegte Lieferzeit)?

☐ Welche Anforderungen an Tätigkeiten stellt der Kunde nach der Lieferung (z. B. Installation, Instandhaltung, Serviceleistungen)?

☐ Welche nicht direkt vom Kunden benannten Anforderungen gibt es (z. B. Richtlinienkonformes Medizinprodukt, Wie ist der Stand der Technik, um den bestimmungsgemäßen Gebrauch sicherzustellen)?

☐ **Neu:** Welche produktbezogenen regulatorischen Anforderungen gibt es (z. B. nationale Klassifizierung als Medizinprodukt versus Arzneimittel, produktspezifische Normen, Leitlinien)?

☐ **Neu:** Sind Anwenderschulungen notwendig, damit das Medizinprodukt richtig und sicher angewendet wird?

☐ Gibt es Anforderungen, die das Unternehmen selbst als notwendig ermittelt hat (z. B. spezielle Verpackung, Link zur Usability-Akte)?

7.2.2 Bewertung der Anforderungen bezüglich des Produkts

Konformitätsbewertungsverfahren

Liegen die entsprechenden Daten vor, gilt es diese zu bewerten. Die Bewertung muss jedoch vor Eingehen der Lieferverpflichtung des Produkts/der Dienstleistungserbringung (z. B. vor Annahme des Auftrags, Teilnahme an Ausschreibungen) abgeschlossen sein und den Nachweis erbringen, dass die notwendigen Anforderungen erfüllt werden.

Bewertung der Anforderungen bezüglich des Produkts:

- ☐ Wo sind die finalen Anforderungen festgelegt und dokumentiert (z. B. Endproduktespezifikation)?
- ☐ Falls Anforderungen geändert wurden: Sind die dazugehörigen Dokumente (z. B. Verträge, Aufträge) ebenfalls aktualisiert worden?
- ☐ **Neu:** Werden die anwendbaren regulatorischen Anforderungen weiterhin erfüllt?
- ☐ **Neu:** Wird die Durchführung der Anwenderschulungen geplant und umgesetzt (siehe Kapitel 7.2.1 der Norm)?
- ☐ Werden alle Anforderungen (firmeneigene, kundenspezifische, regulatorische) weiterhin erfüllt?
- ☐ Wo werden die Ergebnisse der Bewertung dokumentiert (siehe Kapitel 4.2.5 der Norm)?
- ☐ Falls die Ergebnisse zu Maßnahmen führen, wo sind die Nachweise zur Aufrechterhaltung der Anforderungen zu dokumentieren (siehe Kapitel 4.2.5 der Norm)?
- ☐ Falls die Kundenanforderung nicht schriftlich vorliegt (z. B. Bestellung via Telefon), wie dokumentiert das Unternehmen die Kundenwünsche (siehe Kapitel 4.2.5 der Norm)?
- ☐ Falls Änderungen der Anforderung vorliegen: Wie werden die Mitarbeiter entsprechend geschult?

7.2.3 Kommunikation

Austausch von Informationen

Kapitel 7.2.3 behandelt die Planung und Dokumentation von Kommunikation. Bislang war dieser Abschnitt der Norm auf die Kommunikation mit dem Kunden beschränkt. Sie wurde in Bezug auf die Kommunikation mit Behörden erweitert. Dabei sind folgende Vorgaben zur Dokumentation festgelegt:

Kommunikation

- ☐ Wie lauten die Produktinformationen (z. B. Produktkatalog, Gebrauchsinformation)?
- ☐ Welche Aufträge, Verträge oder Auftragsbearbeitungen liegen vor?
- ☐ Was passiert, wenn Änderungen vorliegen?
- ☐ Welche Rückmeldungen vom Kunden (aktiv oder passiv erhoben) liegen vor (siehe Kapitel 8.2.1 der Norm)?
- ☐ Welche Reklamationen (mit und ohne Patientenrisiko) liegen vor (siehe Kapitel 7.1 und 8.2.2 der Norm)?
- ☐ Wurden Maßnahmenempfehlungen (Field Safety Notice) im Rahmen von Rückrufen an den Kunden kommuniziert?
- ☐ Welche anwendbaren regulatorischen Anforderungen zur Kommunikation mit Regulierungsbehörden (Gesundheitsbehörde, Landesbehörde, Benannten Stelle) gibt es (z. B. Vorkommnismeldung, Produktregistrierung, Änderungsanzeigen)?

☐ Wo wird die Umsetzung der oben genannten Punkte dokumentiert (siehe Kapitel 4.2.5 der Norm)?

7.3 Entwicklung

7.3.1 Allgemeines

Ausschluss

Abhängig von dem Konformitätsbewertungsverfahren, für das sich das Unternehmen entschieden hat, bzw. von den durchgeführten Tätigkeiten der Organisation kann der Prozess der Entwicklung ausgeschlossen werden (siehe Kapitel 1 der Norm).

Sollte sich ein Unternehmen entschlossen haben, Entwicklungstätigkeiten durchzuführen, sind diese in einer Verfahrensanweisung zu beschreiben. Bei der Realisierung der Entwicklung gilt es auch den oben genannten vierphasigen PDCA-Zyklus (Planen, Umsetzen, Überprüfen, Handeln) umzusetzen. Dabei sind wiederum einzelne Stufen der Entwicklung mit entsprechenden Vorgaben vorhanden, die zu berücksichtigen sind.

7.3.2 Entwicklungsplanung

Kreislauf der Entwicklung

Neben der Planung und Lenkung der Entwicklung von Medizinprodukten und Dienstleistungen gibt es neue Vorgaben, dass die dokumentierte Entwicklungsplanung während der Entwicklung bei Bedarf aktualisiert werden muss. Dabei sind folgende Punkte zu berücksichtigen:

Entwicklungsplanung:

☐ Sind die Entwicklungsphasen gemäß der Norm berücksichtigt?

☐ Werden zwischen den Entwicklungsphasen Bewertungen eingeplant?

☐ Sind die gewählten Tätigkeiten (Verifizierung, Validierung und Designtransfer) für die entsprechenden Phasen geeignet?

☐ Wer verantwortet den Entwicklungsprozess (z. B. Leiter der Entwicklung, oberste Leitung etc.)?

☐ Hat diese Person entsprechende Befugnisse bzgl. Budget und Personal (z. B. Freigabe der Entwicklungsprojekte durch die oberste Leitung)?

☐ Wie wird sichergestellt, dass nach Jahren eine Rückverfolgung möglich ist, was die Entwicklungsvorgaben waren und warum man welche Entscheidungen getroffen hat?

☐ **Neu**: Welche Ressourcen sind für die Entwicklungstätigkeiten notwendig (Zahl interner Mitarbeiter/externer Ressourcen, Rohstoffe, Nutzung bestehender Arbeitsplätze oder Schaffung neuer etc.)?

☐ **Neu**: Wer ist für die Teilnahme am Entwicklungsprozess geeignet (z. B. Mitarbeiterqualifikationsmatrix)?

7.3.3 Entwicklungseingaben

Schnittstellen

Bei der Entwicklung ist sicherzustellen, dass an der Ermittlung der Eingaben alle relevanten Funktionen und Abteilungen beteiligt sind (z. B. Vertrieb, Einkauf, QM/RA etc.). Nur so wird sichergestellt, dass frühzeitig Komplikationen erkannt werden und entsprechende Maßnahmen eingeleitet werden können. Mithilfe der Dokumentation wird sichergestellt, dass die Erfahrung im Unternehmen abrufbar ist und für neue Entwicklungen zur Verfügung steht. Folgende Vorgaben der Dokumentation sind beschrieben:

Entwicklungseingaben:

Lasten- und Pflichtenheft

☐ Werden die Funktions-, Leistungs-, Gebrauchstauglichkeits- und Sicherheitsanforderungen definiert, sodass der bestimmungsgemäße Gebrauch erreicht wird (z. B. Eingaben für die klinische Bewertung, z. B. Start der Literatursuche etc.)?

- ☐ **Neu:** Welche anwendbaren regulatorischen Anforderungen und Normen (siehe Liste der harmonisierten Produkt- und Prozessnormen, grundlegende Anforderungen der MDD, AIMDD, IVDD) sind zu berücksichtigen?
- ☐ Sind bekannte Risiken aus bisherigen Bewertungen übertragbar (z. B. bei Verwendung der gleichen Produktionstechnologie, bei ähnlichen Produktgruppen)?
- ☐ Wie wird die Verknüpfung der Risikomanagementakte mit der aktuellen Bewertung sichergestellt?
- ☐ Gibt es vergleichbare fertig entwickelte Produkte/Dienstleistungen (z. B. um Daten zu übertragen)?
- ☐ Wie wird die Verknüpfung der alten und neuen Entwicklungsprojekte sichergestellt?
- ☐ Gibt es wesentliche Änderungen, die für die Entwicklung des Produkts oder Prozesses zu berücksichtigen sind?
- ☐ Wo werden die Eingaben der Entwicklung dokumentiert (z. B. Pflichtenheft)?
- ☐ Welche Rahmenbedingungen gibt es für das Projektmanagement (z. B. Meilensteinvorgaben, Zeitvorgaben, Budgetvorgaben etc.)?
- ☐ Sind die erhobenen Angaben vollständig und eindeutig und widersprechen sie sich nicht?
- ☐ Sind die Angaben mit verifizierbaren oder validierbaren Parametern hinterlegt?
- ☐ Wo werden die Eingaben in Bezug auf ihre Angemessenheit bewertet (z. B. Pflichtenheft)?
- ☐ Wer darf das Ergebnis freigeben (z. B. alle involvierten Abteilungen inkl. QM/RA, siehe Kapitel 4.1.1 der Norm)?
- ☐ Sind die oben genannten Eingaben in der Usability-Akte enthalten?
- ☐ Wurde die Usability-Akte gemäß den Anforderungen der EN 62366-1 „Anwendung der Gebrauchstauglichkeit auf Medizinprodukte" erstellt?

7.3.4 Entwicklungsergebnisse

Prototypen

Bei der Erstellung der ersten Prototypen werden erste Daten erhoben. Es ist sicherzustellen, dass folgende Informationen dokumentiert werden:

Entwicklungsergebnisse:

- ☐ Werden alle Anforderungen der Entwicklungseingaben erfüllt?
- ☐ Falls Anforderungen nicht erfüllt werden: Welche Maßnahmen sind notwendig?
- ☐ Wie ist das Risiko, wenn die Anforderungen nicht erfüllt werden (produktsicherheitsrelevante Vorgaben versus kaufmännische Vorgaben)?
- ☐ Welche finalen Merkmale sind ausgewählt, die eine sichere Anwendung und den bestimmungsgemäßen Gebrauch ermöglichen?
- ☐ Bietet das Ergebnis alle Angaben für die Durchführung einer Bestellung sowie die Umsetzung der Produktion/Dienstleistungserbringung?
- ☐ Welche Annahmekriterien wurden definiert und wie wurden diese erreicht (z. B. Soll-Ist-Vergleichsliste)?

☐ Wo werden die Ergebnisse der Entwicklung dokumentiert (z. B. Lastenheft)?

☐ Sind die Ergebnisse gegen die Entwicklungseingaben verifizierbar?

☐ Wer darf das Ergebnis freigeben (z. B. alle relevanten involvierten Abteilungen, siehe Kapitel 4.1.1 der Norm)?

7.3.5 Entwicklungsbewertung

Schnittstelle zu Änderungen

Ist ein Pflichten- und Lastenheft erstellt, gilt es zu bewerten, ob die Ergebnisse des neuen Medizinprodukts bzw. der Dienstleistung die Anforderungseingaben erfüllen. Abhängig von den Ergebnissen können die Phasen der Entwicklungseingaben und Entwicklungsergebnisse so lange wiederholt werden, bis das gewünschte Ergebnis entsprechend neuen Kenntnissen vorliegt.

Entwicklungsbewertung:

☐ Wie wird die systematische Entwicklungsplanung gestaltet?

☐ Liegt eine Verfahrensanweisung zur „Entwicklungsbewertung" vor, die die folgenden Vorgaben enthält:

- ☐ Werden Anforderungen nicht erfüllt?
- ☐ Welche Maßnahmen sind notwendig, wenn die Anforderungen nicht erfüllt werden?
- ☐ Wer besitzt die Kompetenz, Abweichungen zu erkennen und geeignete Maßnahmen zu ermitteln?
- ☐ Wie ist die Vertreterreglung für die Mitarbeiter mit der entsprechenden Kompetenz?
- ☐ Wird sichergestellt, dass nur Mitglieder des Entwicklungsteams der jeweiligen Projekte als Stellvertreter benannt werden?
- ☐ Wird sichergestellt, dass entsprechende „Fachleute" in die Bewertung mit einbezogen werden (z. B. Arzt bei klinischen Bewertungen)?

☐ Wo werden die Ergebnisse der Bewertung sowie die Informationen der ermittelten und eingeleiteten Maßnahmen dokumentiert?

☐ Enthält das Dokument eine eindeutige Identifizierung des neuen Designs?

☐ Haben alle beteiligten Personen das Ergebnis mit Datum und Unterschrift freigeben?

7.3.6 Entwicklungsverifizierung

Verifizierung

Wie im Abschnitt zur Entwicklungsplanung dargelegt, sind die Eingaben so zu wählen, dass eine Verifizierung oder Validierung möglich ist.

In Bezug auf die Verifizierung der Entwicklung sind folgende Vorgaben definiert:

Entwicklungsverifizierung:

☐ Wird die Durchführung der Verifizierung geplant und dokumentiert?

☐ **Neu**: Gibt es Verifizierungspläne, die folgende Angaben enthalten: Methode, Annahmekriterien, ggf. statistische Methode mit Begründung für den Stichprobenumfang?

☐ **Neu**: Wird das Medizinprodukt mit einem anderen verbunden oder liegt eine Schnittstelle vor?

- ☐ Werden die Anforderungen auch erfüllt, wenn im Betrieb alle Medizinprodukte und/oder Komponenten/Assessories miteinander verbunden sind bzw. wenn die Schnittstelle benutzt wird?

- ☐ **Neu**: Wo werden die Ergebnisse und Schlussfolgerungen der Verifizierung dokumentiert?
- ☐ Welche Maßnahmen sind notwendig, wenn die Verifizierung nicht erfolgreich war?
- ☐ Wo werden die Daten der ermittelten und eingeleiteten Maßnahmen dokumentiert?

7.3.7 Entwicklungsvalidierung

Validierung

Die Entwicklungsvalidierung ist nicht mit der Validierung der Produktionsprozesse zu verwechseln. Sie dient zur Sicherstellung, dass das resultierende Produkt in der Lage ist, die Anforderungen für den beabsichtigten Gebrauch oder eine spezifische beabsichtigte Anwendung zu erfüllen

In Bezug auf die Validierung der Entwicklung sind folgende Vorgaben definiert:

Entwicklungsverifizierung:

- ☐ Wie wird die Durchführung der Validierung geplant und dokumentiert?
- ☐ **Neu**: Gibt es Validierungspläne, die folgende Angaben enthalten: Methode, Annahmekriterien, ggf. statistische Methode mit Begründung für den Stichprobenumfang?
- ☐ Was sind die Kriterien für die Auswahl der verwendeten Proben für die Durchführung der Validierung?
- ☐ Ist die Auswahl der Proben repräsentativ (z. B. erste Produktionseinheit, erste Charge oder Gleichwertiges) für das finale Produkt (Einführung auf den Markt)?
- ☐ Wo werden die oben genannten Informationen dokumentiert?
- ☐ Liegt eine klinische Bewertung bzw. „Leistungsbewertung" (siehe unten) vor (siehe MEDDEV 2.7/1 Rev. 04)?

Klinische Bewertung/ Leistungsbewertung

- ☐ **Neu**: Falls ja, wurden dabei die anwendbaren regulatorischen Anforderungen berücksichtigt?
- ☐ Falls für die klinische Bewertung bzw. Leistungsbewertung Produktmuster ausgegeben werden (z. B. im Rahmen einer klinischen Prüfung oder von Marktbeobachtungsstudien), wie wird sichergestellt, dass die weitere Anwendung ausgeschlossen wird?
- ☐ **Neu**: Wird das Medizinprodukt mit einem anderen verbunden oder liegt eine Schnittstelle vor?
  - ☐ Werden die Anforderungen auch erfüllt, wenn im Betrieb alle Medizinprodukte und/oder Komponenten/Assessories miteinander verbunden sind bzw. wenn die Schnittstelle benutzt wird?
- ☐ Wie wird sichergestellt, dass die Validierung abgeschlossen ist, bevor die Marktfreigabe vorliegt?
- ☐ Wo werden die Ergebnisse und Schlussfolgerungen der Validierung dokumentiert?
- ☐ Welche Maßnahmen sind notwendig, wenn die Validierung nicht erfolgreich war?
- ☐ Wo werden die Daten der ermittelten und eingeleiteten Maßnahmen dokumentiert?

Unter der „Leistungsbewertung" ist, analog zur klinischen Bewertung, die „Bewertung und Auswertung von Daten zu verstehen, um die Fähigkeit von In-vitro-Diagnostika" zu erkennen, „um den bestimmungsgemäßen Gebrauch zu erreichen, zu begründen oder zu verifizieren".

7.3.8 Übertragung der Entwicklung

Abschluss der Entwicklungs-tätigkeiten

Sind die Entwicklungstätigkeiten abgeschlossen gilt es die Ergebnisse in den Routineprozess zu integrieren.

Neu: Übertragung der Entwicklung:

- ☐ Liegt eine Verfahrensanweisung zur „Übertragung von Entwicklungsergebnissen" vor?
- ☐ Ist ein Übertrag ohne Änderung möglich?
- ☐ Falls nicht: Wo sind die entsprechend notwendigen Verifizierungs- oder (Re-)Validierungsprozesse beschrieben (z. B. im Rahmen eines Scale-up oder durch Nutzung anderer Anlagen/Geräte nach Designtransfer)?
- ☐ Wo werden die Ergebnisse und Schlussfolgerungen der Übertragung dokumentiert?
- ☐ Haben die Verantwortlichen mit Datum und Unterschrift der Übertragung zugestimmt?

7.3.9 Lenkung der Entwicklungsänderungen

Change Management

Sollte es im Rahmen der Entwicklung oder im Routineprozess zu Änderungen kommen, sind folgende Vorgaben zu berücksichtigen:

Lenkung von Entwicklungsänderungen:

- ☐ Liegt eine Verfahrensanweisung zur „Lenkung von Entwicklungsänderungen" vor?
- ☐ Welchen Einfluss hat die Änderung auf:
  - ☐ Funktion
  - ☐ Leistung
  - ☐ Gebrauchstauglichkeit
  - ☐ Sicherheit
  - ☐ anwendbare regulatorische Anforderungen
  - ☐ bestimmungsgemäßen Gebrauch
- ☐ Wo wird die Identifizierung von Änderungen dokumentiert?
- ☐ Folgende Vorgaben bezüglich der Änderung müssen vor ihrer Umsetzung erfüllt werden:
  - ☐ Prüfung
  - ☐ Verifizierung
  - ☐ ggf. Validierung
  - ☐ Genehmigung
- ☐ Wo werden die Änderungen und ihre Bewertung dokumentiert?
- ☐ Sind ggf. Maßnahmen notwendig, damit die Änderung berücksichtigt werden kann?
- ☐ Wo werden die Daten der ermittelten und eingeleiteten Maßnahmen dokumentiert?
- ☐ Umfasst die Aufzeichnung die Beurteilung der Auswirkung der Änderung in Bezug auf
  - ☐ **Neu**: zu verarbeitende oder bereits gelieferte Bestandteile und Produkte (vor der Änderung),
  - ☐ **Neu**: Eingaben oder Ergebnisse aus dem Risikomanagement,

☐ **Neu:** Eingaben oder Ergebnisse aus den Produktrealisierungsprozessen?

☐ Muss die Benannte Stelle über die Änderung informiert werden (siehe auch NBOG 2014-3 „Guidance for manufacturers and Notified Bodies on Reporting of Design Changes and Changes of the Quality System")?

7.3.10 Entwicklungsakten

Medizinprodukteakte/ Technische Dokumentation

Wie bisher erwähnt, sind verschiedene Vorgaben der Dokumentation während der Entwicklungstätigkeiten in der Norm beschrieben. Ergänzend kommt die neue Vorgabe hinzu, alle Nachweisdokumente oder ein Dokument (mit Verweis auf die Nachweise) in einer Medizinprodukteakte zu pflegen. Diese Akte ist nach der Art des Medizinprodukts oder der Medizinproduktegruppe zu unterteilen.

7.4 Beschaffung

Abteilung Einkauf/ Wareneingangsprüfung

Zur Durchführung einer Produktion oder Dienstleistung sind verschiedene Rohstoffe, Materialien, Anlagen, Geräte sowie ausgegliederte Dienstleistungen (z. B. ausgelagerte Produktion, Beratung, IT etc.) notwendig. Dabei ist zunächst zu ermitteln, welche der Anschaffungen Einfluss auf die Konformität des Medizinprodukts haben.

Beispiel: Büromaterialien gehören nicht zu den kritischen Faktoren. Wenn aber das Reinraumpapier ausgegangen ist, hat sein Fehlen einen Einfluss auf die durchzuführenden Tätigkeiten.

Einfluss auf Konformität

Hat man ermittelt, welche Anschaffungen Einfluss auf die Konformität des Medizinprodukts bzw. der Dienstleistung haben (Einfluss der Qualität, Risiko durch beschafftes Produkt), sind diese im Hinblick darauf einzuteilen, welche davon als kritisch einzustufen sind. Die Nachweise sind, im Rahmen von Konformitätsbewertungsverfahren, der Benannten Stelle oder Health Canada regelmäßig zur Verfügung zu stellen.

Im Rahmen der Entwicklung wurden dem Medizinprodukt verschiedene Rohstoffe, Materialien, Komponenten etc. zugeordnet, die auch im Rahmen der Routineproduktion zu verwenden sind. Sollten Umstände vorliegen, in deren Folge ein anderer Lieferant (bzw. Ersatzlieferant) auszuwählen ist, ist der Beschaffungsprozess wie folgt noch einmal zu durchlaufen.

7.4.1 Beschaffungsprozess

Beschaffungsprozess:

☐ Liegt eine Verfahrensanweisung zum „Beschaffungsprozess" vor?

☐ Beschreibt der Prozess die Planung der Überwachung und Wiederbewertung von Lieferanten?

☐ Wie erfolgt die Überwachung der Lieferanten (z. B. Recherche, Auswahl, initiale Bewertung, ggf. Prüfung von Mustern)?

☐ Welche Arten von Wiederbewertungen gibt es (z. B. Auswertung der eingegangenen Lieferungen, Lieferantenaudits)?

☐ Wie ist die Schnittstelle zwischen der kontinuierlichen Überwachung und der Wiederbewertung der Lieferanten gestaltet (z. B. Abgleich Spezifikationen, kontinuierliche Zertifizierung)?

☐ Welche Kriterien gibt es für die Auswahl von neuen Lieferanten (z. B. Zertifizierung, Lieferfähigkeit, Preis, Qualität der Ware)?

☐ Welche Wichtung haben die jeweiligen Kriterien (Qualität geht vor Preis!)?

- ☐ Welche Kriterien müssen im Vertragsverhältnis erfüllt werden, um eine positive Bewertung zu erhalten?
- ☐ Wo wird die Auswahl der neuen Lieferanten dokumentiert?

Lieferantenbewertung

- ☐ Wo werden die Ergebnisse der mindestens jährlichen Lieferantenbewertung (Wiederbewertung) dokumentiert (z. B. pro Lieferant einzeln, zusammenfassend in einer Liste)?
- ☐ Erfüllen die Kriterien zur Beurteilung und Auswahl folgende Punkte:
  - ☐ Erfüllt der Lieferant die Anforderungen, die an die Bestellung gestellt werden?
  - ☐ Wird die Leistung gleichbleibend gehalten?
  - ☐ Was passiert, wenn die Anforderungen bei der Lieferung nicht eingehalten werden?
  - ☐ Welche Akzeptanzkriterien bezüglich der eigenen Anforderungen an die Bestellung gibt es?
  - ☐ **Neu:** Welche Risiken bestehen, wenn die Lieferung die ausgewählten Kriterien nicht erfüllt (siehe Kapitel 7.1 der Norm)?

Wareneingangsprüfung

- ☐ Was passiert, wenn die Anforderungen nicht erfüllt werden
  - ☐ Wer muss wann wen intern informieren (z. B.: Schnittstelle Warenannahme und QMB)?
  - ☐ Wer muss wann den Lieferanten über den nicht konformen Zustand informieren (falsche Lieferung, defekte Lieferung, falsche Menge)?
  - ☐ Bei größeren Abweichungen mit Risiko der Weiterverwendung: Wer bewertet das Ausmaß des Risikos und welche anwendbaren regulatorischen Anforderungen nicht erfüllt werden?
  - ☐ Welche Konsequenzen gibt es (z. B. Info an Lieferanten über Sperrung, Info an Lieferanten über Maßnahmen, die umzusetzen sind)?
- ☐ Wo werden die Ergebnisse der Überwachung und Wiederbewertung der Fähigkeit und Leistung des Lieferanten dokumentiert?
- ☐ Wo werden die Daten der ermittelten und eingeleiteten Maßnahmen dokumentiert?

7.4.2 Beschaffungsangaben

Produktspezifikation

Wenn beim Lieferanten eine Ware bestellt wird, sind in den Aufzeichnungen folgende Angaben oder Verweise darauf notwendig. Um Missverständnisse zu vermeiden, wurden in der aktuellen Version der Norm einige Punkte konkretisiert:

Beschaffungsangaben:

- ☐ **Neu:** Produktspezifikation
- ☐ **Neu:** Welche Vorgaben gibt es bei der Waren**annahme**?
- ☐ Welche Anforderungen gibt es in Bezug auf das Verfahren, die Prozesse und Ausrüstungen, die der Lieferant verwendet, um die zu bestellende Ware zu produzieren (z. B. Erfüllung Stand der Technik, hygienische Rahmenbedingungen, Link zum Vertrag)?
- ☐ **Neu:** Welche Kompetenz müssen die Mitarbeiter des **Lieferanten** haben?
- ☐ Welche Anforderungen an ein QM-System sind erforderlich (EN ISO 9001, EN ISO 13485, GMP)?
- ☐ **Neu:** Liegt ein Vertrag mit dem Lieferanten vor?

- ☐ **Neu:** Wird im Vertrag sichergestellt, dass Änderungen der definierten Produktspezifikation vor der Umsetzung gemeldet werden?
- ☐ **Neu:** Wie wird im Unternehmen bewertet, ob die Änderung einen Einfluss auf die grundlegenden Anforderungen und somit auf die Konformitätsbewertung hat?
- ☐ **Neu:** Wer ist in den Bewertungsprozess involviert (siehe Kapitel 4.1.1 der Norm)?
- ☐ Welche Angaben stellen die Rückverfolgung der Bestellungen sicher (z. B. Bestellnummer, Bestelldatum, Spezifikationsnummer, Rechnungsnummer, Lieferscheinnummer)?

Liegen die entsprechenden Daten vor, gilt es diese entsprechend zu bewerten. Die Bewertung muss jedoch vor Auslieferung des Produkts/der Dienstleistung abgeschlossen sein und den Nachweis erbringen, dass die notwendigen Anforderungen erfüllt werden.

7.4.3 Verifizierung von beschafften Produkten

Interne und externe Wareneingangsprüfung

Dieser Abschnitt der Norm wurde komplett überarbeitet. Je nach bestellter Ware sind die Parameter gemäß Produktspezifikation im Unternehmen selbst und/oder durch den Lieferanten zu überprüfen.

Falls die Prüfung beim Lieferanten erfolgt:

Verifizierung von beschafften Produkten:

- ☐ Welche Kriterien sind zur Freigabe der Ware definiert?
- ☐ Welche validierte Methode wird zur Freigabe durch den Lieferanten verwendet?
- ☐ Sind die Ergebnisse der Bewertung für das eigene Unternehmen ausreichend?
- ☐ Falls ja: Liegt eine Verfahrensanweisung zu den erforderlichen Tätigkeiten (z. B. Abgleich vom Analysenzertifikat (CoA) oder Konformitätsbescheinigung (CoC)) vor?
- ☐ Falls nein: Erfolgt die Verifizierung der Daten durch das eigene Unternehmen?

Falls die Prüfung beim eigenen Unternehmen erfolgt:

Verifizierung von beschafften Produkten:

- ☐ Welche Kompetenz spricht man dem Lieferanten zu, oder wird durch interne Prozesse die eigentliche Qualität gemäß Produktspezifikation erreicht (z. B. durch Reinigung)?
- ☐ Liegt eine Verfahrensanweisung zu den erforderlichen Prüfungen oder sonstigen Tätigkeiten (z. B. Reinigungsprozessbeschreibung) vor?
- ☐ Sind die Prüfmethoden validiert?
- ☐ Was passiert, wenn die Anforderungen nicht erfüllt werden (z. B. Link zum OOS(out of specification)-Prozess)?
- ☐ **Neu:** Wie ist das Risiko, wenn die Anforderungen nicht erfüllt werden?
- ☐ **Neu:** Bei größeren Abweichungen mit Risiko der Weiterverwendung: Wer bewertet das Ausmaß des Risikos und welche anwendbaren regulatorischen Anforderungen nicht erfüllt werden?
- ☐ **Neu:** Wer ist in die Prüfung involviert und erteilt die Freigabe (siehe Kapitel 4.1.1 der Norm)?

☐ **Neu:** Wenn Änderungen an der bestellten Ware vorliegen:

☐ Welchen Einfluss haben diese Änderungen auf die Produktionstätigkeiten oder auf das finale Medizinprodukt selbst?

☐ Wo werden die erhobenen Daten dokumentiert?

7.5 Produktion und Dienstleistungserbringung

Herstellung oder Dienstleistungserbringung

Die Produktion bzw. Dienstleistungserbringung ist je nach Medizinprodukt verschiedenartig. Dieser Abschnitt der Norm bietet die Rahmenbedingung für alle Medizinprodukte. Spezifische Anforderungen sind in entsprechenden Produktnormen abgebildet, um den Stand der Technik zu berücksichtigen.

7.5.1 Lenkung der Produktion und der Dienstleistungserbringung

Produktionsplanung inkl. Risikomanagement

Lenkung der Produktion und der Dienstleistungserbringung:

☐ Sind die Parameter der entwickelten Produktspezifikation in den Vorgabedokumenten der Produktion/Dienstleistungserbringung genannt?

☐ Berücksichtigt die Produktionsplanung, -realisierung, -überwachung, -lenkung folgende Punkte:

  ☐ Liegen eine oder mehrere Verfahrensanweisungen vor, die alle verwendeten Verfahren und Methoden adressieren?

  ☐ Welche Anforderungen werden an die Infrastruktur gestellt und realisiert (siehe Kapitel 6.3 der Norm)?

  ☐ Welche Überwachungsaktivitäten und Messungen werden regelmäßig durchgeführt (siehe Kapitel 8 der Norm)?

  ☐ **Neu:** Sind die verwendeten Methoden validiert, sodass die Prozessparameter und die Produkteigenschaften gemäß Produktspezifikation, bescheinigt werden können?

  ☐ Welche Tools stehen zur Verfügung, damit die notwendigen Daten erhoben werden können?

  ☐ Welche Tätigkeiten bezüglich der Verpackung und Kennzeichnung von Medizinprodukten sind implementiert?

  ☐ **Neu:** Wer darf die Produktfreigabe erteilen (siehe Kapitel 4.1.1 der Norm)?

  ☐ **Neu:** Ist der Freigabeprozess in verschiedene Teilprozesse unterteilt, wer erteilt die finale Marktfreigabe?

  ☐ **Neu:** Nach welchen Kriterien erfolgt die Produktfreigabe/Marktfreigabe?

  ☐ Welche Tätigkeiten bezüglich Lieferung sind implementiert (z. B. gekühlte Lieferung, Zollpapiere, Rückverfolgbarkeit)?

  ☐ Welche Tätigkeiten nach der Lieferung sind implementiert (z. B. Installation, Instandhaltung, Serviceleistungen)?

☐ Gibt es für jedes Medizinprodukt oder jede Charge eine Dokumentation, die alle durchgeführten Aktivitäten beschreibt?

☐ Welche Angaben stellen die Rückverfolgung der Produktion sicher (z. B. Produktionsnummer (Charge/LOT, Seriennummer), Produktionsdatum, Spezifikationsnummer, Prüfdatum, Freigabedatum, Produktionsmenge, verwendete Materialien/Anlagen/Geräte, Anzahl nicht konforme Produkte, Produktionsverluste, finale Bilanzierung)?

7.5.2 Sauberkeit von Produkten

Hygiene und Bioburden

Je nach Anwendung wird ein Produkt vor (z. B. weiche Kontaktlinsen, Verbandmaterial, Einwegkatheter) oder nach der Auslieferung (z. B. wiederverwendbare chirurgische Instrumente, wiederverwendbare Katheter) sterilisiert. Um den Sterilisationserfolg zu gewährleisten, sind die Bioburden-Grenzwerte gemäß Sterilisationsvalidierung durch Sicherstellung der Sauberkeit einzuhalten. Auch auf nichtsterile Produkte können die Vorgaben zur Sauberkeit übertragen werden. Denn im Rahmen der Produktion können Medizinprodukte direkt (z. B. Reinigungsmittel) oder indirekt (z. B. Schmiermittel für Anlagen) Kontakt mit Substanzen haben, die eine sichere Anwendung nicht ermöglichen (z. B. toxische Wirkung).

In der Norm sind Vorgaben bezüglich des Arbeitsplatzes (siehe Kapitel 6.4.1 der Norm) definiert. Bei gewissen Tätigkeiten können die Auflagen jedoch nicht technisch umgesetzt werden. Diese Auflagen können entfallen, wenn ein valider Reinigungsprozess sowie die entsprechenden Kontrollen (Hygienemonitoring, verschärfte Endkontrolle) etabliert sind.

Sauberkeit von Produkten:

- ☐ ***Bei sterilen Medizinprodukten:*** Liegt eine Verfahrensanweisung zur „Sauberkeit von Produkten" vor (siehe auch Kapitel 6.4.1 und 6.4.2 der Norm)?
- ☐ ***Bei unsterilen/sterilen Medizinprodukten:*** Liegt eine Verfahrensanweisung zur „Lenkung der Kontamination von Produkten" vor (siehe auch Kapitel 6.4.1 und 6.4.2 der Norm)?
- ☐ Muss das Medizinprodukt vor der Sterilisation und/oder Verwendung gereinigt werden?
- ☐ Welche Parameter müssen durch die Reinigung erreicht werden (z. B. Bioburden-Grenzwerte)?
- ☐ Falls zutreffend: Wie wird der Anwender darüber informiert, dass das verunreinigte Sterilprodukt nicht zu reinigen ist, z. B. da der Reinigungsprozess zu komplex für den Anwender ist (z. B. Swan-Ganz-Katheter, Einwegkatheter) bzw. eine Resterilisation ausgeschlossen ist (z. B. Kennzeichnung, Gebrauchsanweisung)?
- ☐ Werden Hilfsmittel (z. B. Poliermittel, Schleifmittel, Sterilisationsagent) zur Herstellung/Sterilisation des Medizinprodukts verwendet?
- ☐ Wird der Einfluss der biologischen Verträglichkeit der verwendeten Hilfsmittel in Bezug auf die Anwendung des Produkts für Patienten, Anwender oder Dritte bewertet (siehe EN ISO 10993-1 ff.)?
- ☐ Ist ein Prozess etabliert, um kritische Anteile der Substanz (z. B. raue Oberflächen) zu reduzieren oder zu beseitigen?
- ☐ Ist der (Reinigungs-)Prozess validiert?
- ☐ Falls der Anwender das Produkt vor der Anwendung oder Sterilisation selbst reinigen muss:
  - ☐ Wie wird der Anwender informiert, dass ernur ein sauberes Produkt verwenden darf (z. B. Kennzeichnung, Gebrauchsanweisung)?
  - ☐ Wie wird der Anwender über die Reinigung und die einzuhaltenden Parameter informiert (z. B. Gebrauchsanweisung)?

7.5.3 Tätigkeiten der Installation

Nichtanwendbarkeit

In diesem Abschnitt der Norm geht es nicht um die Installation der im Unternehmen verwendeten Anlagen (dazu siehe Kapitel 6.3 der Norm).

Interner oder externer Kundenservice

Je nach seiner Art kann das erworbene Medizinprodukt nicht sofort in Betrieb genommen werden und muss vorher am Standort der Anwendung installiert werden. Sollte eine Installation nicht für die Art des eigenen Medizinprodukts relevant sein, muss dieser Abschnitt der Norm nicht berücksichtigt werden.

Installation:

- ☐ Wer darf die Installation durchführen?
- ☐ ***Falls die Installation durch das eigene Unternehmen erfolgt:***
  - ☐ Liegt eine Verfahrensanweisung zur „Installation des Medizinprodukts" vor?
  - ☐ Sind die Angaben über die Anforderungen definiert (z. B. Strom- oder Gasanschlüsse)?
  - ☐ Wie wird nach der Installation die vollständige Funktionalität verifiziert (z. B. mit oder ohne Softwareunterstützung)?
- ☐ ***Falls die Installation durch eine externe Partei/einen Lieferanten erfolgt:***
  - ☐ Wo sind Angaben zu Anforderungen und Vorgaben der Verifizierung beschrieben (z. B. Servicehandbuch)?

7.5.4 Tätigkeiten der Instandhaltung

Nichtanwendbarkeit

Bei diesem Abschnitt der Norm geht es nicht um die Instandhaltung der im Unternehmen verwendeten Anlagen (dazu siehe Kapitel 6.3 der Norm).

Interner oder externer Kundenservice

Je nach seiner Art muss das erworbene Medizinprodukt instand gehalten und anschließend überprüft werden, um die Funktionalität weiterhin sicherzustellen. Sollte eine Instandhaltung nicht für die Art des eigenen Medizinprodukts relevant sein, muss dieser Abschnitt der Norm nicht berücksichtigt werden.

Instandhaltung:

- ☐ Wer darf die Instandhaltung durchführen?
- ☐ ***Falls die Instandhaltung durch das eigene Unternehmen erfolgt:***
  - ☐ Liegt eine Verfahrensanweisung zur „Instandhaltung eines Medizinprodukts" vor?
  - ☐ Enthält sie Angaben über die zu verwendenden Verfahren?
  - ☐ Enthält sie Angaben über die zu verwendenden Referenzmaterialien?
  - ☐ Enthält sie Angaben über die zu verwendenden Referenzmessverfahren?
  - ☐ Wie wird nach der Instandhaltung die vollständige Funktionalität verifiziert (z. B. mit oder ohne Softwareunterstützung)?
  - ☐ Wo werden die erhobenen Daten nach der Umsetzung dokumentiert?
- ☐ **Neu**: ***Falls die Instandhaltung durch den Lieferanten erfolgt:***
  - ☐ Wie ist der Prozess der Überwachung der externen Instandhaltung?
  - ☐ Wo werden die Ergebnisse der Auswertung dokumentiert?
  - ☐ Sind die erhobenen Daten als Reklamationsfall einzustufen?
  - ☐ Welche Vorbeugungsmaßnahmen können aus den erhobenen Daten abgeleitet werden?

- ☐ Wo werden die erhobenen Daten nach der Umsetzung durch den Lieferanten dokumentiert?
- ☐ Gibt es anwendbare regulatorische Anforderungen, die zu berücksichtigen sind (z. B. § 7 der MPBetreibV (Medizinproduktebetreiberverordnung))?

7.5.5 Besondere Anforderungen für sterile Medizinprodukte

Nichtanwendbarkeit

Neben der Sauberkeit kann es, je nach Art des Medizinprodukts, erforderlich sein, dass es steril („Entfernung oder Abtötung aller Mikroorganismen in jedem Entwicklungsstadium") sein muss. Sollte eine Sterilisation nicht für die Art des eigenen Medizinprodukts relevant sein, muss dieser Abschnitt der Norm nicht berücksichtigt werden.

Geeignete Sterilisationsmethode

Abhängig vom verwendeten Material und der Anwendung des Medizinprodukts ist die geeignete Sterilisationsmethode auszuwählen (z. B. feuchte Hitze, Sterilisation mithilfe von Gasen (z. B. EO, NTDF) oder Strahlen). Die konkreten Vorgaben pro Methode sind in den entsprechenden Normen beschrieben.

Sterile Medizinprodukte:

- ☐ Gibt es für das Produkt Vorgaben, dass es für die Anwendung steril sein muss (z. B. Anwendung im OP, Anwendung an/in offener Wunde)?
- ☐ Ist ein Verfahren für die Durchführung der Sterilisation etabliert (siehe Kapitel 4.1.1 der Norm)?
- ☐ Gibt es Angaben über die erforderlichen Prozessparameter (z. B. Temperatur, Druck, Dauer, Definition und Menge vom Sterilisationsagent)?
- ☐ Werden die ermittelten Parameter für jede Sterilisationscharge dokumentiert?
- ☐ Wird jeder Sterilisationscharge eine eindeutige Chargennummer zugeordnet?
- ☐ Wie wird sichergestellt, dass nach Jahren eine Rückverfolgung möglich ist, welche Charge welche Parameter erreicht hat (Archivierung auf Papierbasis oder elektronisch)?

7.5.6 Validierung der Prozesse zur Produktion und zur Dienstleistungserbringung

Prozessvalidierung

Im Rahmen einer Validierung soll der Nachweis erbracht werden, dass die Prozesse der Produktion (z. B. einzelne Herstellungsschritte wie Montage, Homogenisierung, Reinigung, Abfüllung etc.) und Dienstleistungserbringung (z. B. klinische Bewertung), abgesehen von Messtoleranzen, identisch verlaufen. Auf eine Validierung kann verzichtet werden, wenn es möglich ist, den Prozess stattdessen durch Überwachungstätigkeiten oder Messungen entsprechend zu verifizieren (100-%-Kontrolle).

Validierung:

- ☐ Liegt eine Verfahrensanweisung zur „Validierung" vor?
- ☐ Sind folgende Themen adressiert:
- ☐ Wie wird ermittelt, welche Prozesse im Unternehmen vorliegen und bei welchen Prozessen eine Validierungspflicht besteht?
- ☐ Wer darf eine Validierung planen, durchführen und am Ende das Ergebnis freigeben (siehe Kapitel 4.1.1 der Norm)?
- ☐ Nach welchen Kriterien gilt die durchgeführte Validierung als erfolgreich abgeschlossen und wird freigegeben (z. B. Produktspezifikation, Produktionsparameter)?

- ☐ Wie wird sichergestellt, dass ausschließlich geeignete Ressourcen verwendet werden (z. B. Nachweis Fachkenntnisse der Mitarbeiter, Stand der Technik der Anlagen, DQ, IQ)?
- ☐ Wie wird sichergestellt, dass die verwendeten Methoden, Verfahren und Annahmekriterien auch kontinuierlich eingehalten werden (z. B. OQ, PQ)?
- ☐ **Neu:** Abhängig vom Prozess: Welche statistische Methode wird verwendet (z. B. FMEA, Cp/Cpk-Werten zur Prozessfähigkeit)?
- ☐ **Neu:** Was ist der Grund für den gewählten Stichprobenumfang (Link zu statistische Signifikanz)?
- ☐ Wo werden welche Daten dokumentiert (z. B. Validierungsmasterplan inkl. Intervall und Verantwortlichen, Protokoll der Durchführung, Bericht über Auswertung der Ergebnisse, Freigabe der Validierung)?
- ☐ Wie sind die Vorgaben einer Revalidierung (z. B. Änderung von Prozess, Material, Standort, Methode etc.)?
- ☐ **Neu:** ***Wenn eine Änderung vorliegt:***
  - ☐ Welche Prozesse sind notwendig (z. B. erneute IQ, OQ, PQ, Revalidierung, Schulung der Mitarbeiter)?
  - ☐ Wer ist für die Genehmigung der Umsetzung der Änderung verantwortlich?
- ☐ Wo werden die Ergebnisse und Schlussfolgerungen der durchgeführten Validierung dokumentiert?
- ☐ Welche Maßnahmen sind notwendig, wenn die Validierung nicht erfolgreich war (Link zum Änderungswesen)?
- ☐ Wo werden die Daten der ermittelten und eingeleiteten Maßnahmen dokumentiert?

Aufgrund neuer Automatisierungsmöglichkeiten und des gestiegenen Einsatzes von Softwaresystemen ist die Wichtigkeit der Überwachung der Validierungsprozesse von eingesetzter Software gestiegen. In diesem Abschnitt der Norm geht es nicht um die Software, die als Medizinprodukt verwendet wird. Es wird vielmehr die Software adressiert, die im Rahmen der Produktion/Dienstleistungserbringung verwendet wird und Einfluss auf das Ergebnis der Konformität des finalen Medizinprodukts hat.

Software

Validierung von Computersoftware:

- ☐ Liegt eine Verfahrensanweisung zur „Validierung der Anwendung von Computersoftware“ vor?
- ☐ Wie wird ermittelt, welche Software im Unternehmen verwendet wird und welche Einflüsse sie auf die Qualität des Medizinprodukts hat?
- ☐ Wie wird sichergestellt, dass eine neue Software vor der Anwendung validiert wurde?
- ☐ Wer überwacht die Änderungen einer Software?
- ☐ Wer bewertet den Einfluss der Änderungen auf die Qualität des Medizinprodukts?
- ☐ Wer bewertet die veränderte Anwendung der Software und den damit verbundenen Einfluss der Änderung auf die Qualität des Medizinprodukts?
- ☐ Wie wird sichergestellt, dass vor der Anwendung der geänderten Software eine Revalidierung durchgeführt wird?
- ☐ **Neu:** Sind die möglichen Risiken während der Anwendung der Software in der Risikomanagementakte beschrieben?

☐ **Neu:** Enthält die Risikobewertung die Auswirkung der Software auf die Fähigkeit des Medizinprodukts?

☐ **Neu:** Enthält die Risikobewertung die Auswirkung der Software auf die Produktspezifikation?

☐ **Neu:** Werden im Rahmen der (Re-)Validierung diese Risiken adressiert?

☐ Wo werden die Ergebnisse und Schlussfolgerungen der durchgeführten Validierung dokumentiert?

☐ Welche Maßnahmen sind notwendig, wenn die Validierung nicht erfolgreich war (Link zum Änderungswesen)?

☐ Wo werden die Daten der ermittelten und eingeleiteten Maßnahmen dokumentiert?

7.5.7 Besondere Anforderungen für die Validierung von Sterilisationsprozessen und Sterilbarrieresystemen

Aufrechterhaltung der Sterilität

Neben verschiedenen Prozessen und der Anwendersoftware ist auch der Sterilisationsprozess zu validieren. Da das Sterilbarrieresystem entscheidend für die Aufrechterhaltung der Sterilität ist, wurde die aktuelle Norm entsprechend ergänzt.

Sollte eine Sterilisation nicht für die Art des eigenen Medizinprodukts relevant sein, muss dieser Abschnitt der Norm nicht berücksichtigt werden.

Sollte jedoch im Unternehmen ein Sterilisationsprozess durchgeführt werden, gibt es neben der EN ISO 13485 verschiedene weitere Normen, die zu berücksichtigen sind.

Die Schnittstelle der EN ISO 13485 mit den Sterilisationsnormen ist in Bezug auf folgende Punkte zu prüfen:

Validierung von Sterilisationsprozessen und Sterilbarrieresystemen:

☐ Liegt eine Verfahrensanweisung zur „Validierung von Sterilisationsprozessen und Sterilbarrieresystemen" vor?

☐ Wurde die verwendete Sterilisationsmethode gemäß der zugehörigen Norm validiert (z.B. EN ISO 17665-1, EN ISO 11135, EN ISO 11137, EN IS0 134081-1)?

☐ **Neu:** Wurde das verwendete Sterilbarrieresystem gemäß der zugehörigen Norm validiert (z.B. EN ISO 10607-2)?

☐ **Neu:** Wurden die Validierungen vor der Implementierung des Prozesses oder des Systems abgeschlossen?

☐ **Neu:** Falls Produkt- oder Prozessänderungen vorliegen: Wurden die Validierungen vor der Implementierung des Prozesses oder des Systems abgeschlossen?

☐ Wo werden die Ergebnisse und Schlussfolgerungen der durchgeführten Validierungen dokumentiert?

☐ Welche Maßnahmen sind notwendig, wenn eine Validierung nicht erfolgreich war (Link zum Änderungswesen)?

☐ Wo werden die Daten der ermittelten und eingeleiteten Maßnahmen dokumentiert?

7.5.8 Identifizierung

UDI (Unique device identification)

Während der Produktrealisierung/Dienstleistungserbringung werden verschiedene Materialien/Komponenten/Hilfsstoffe/Informationen verarbeitet, bis im Ergebnis ein finales Medizinprodukt vorliegt. Bis dahin befinden sich die einzelnen Elemente und das finale Produkt unter einem gekennzeichneten Status (unter Quarantäne, freigegeben, gesperrt). Durch die entsprechende Maßnahme wird sichergestellt, dass das benötigte Material dementsprechend identifiziert und am Standort der Anwendung zur Verfügung gestellt werden kann.

Identifizierung:

☐ Liegt eine Verfahrensanweisung zur „Identifizierung" vor?

☐ Welche Maßnahmen der Identifizierung werden verwendet (z. B. Kennzeichnung mit Etikett, Schilder, Farben, Nummerncode für Rohstoff, Zwischen- und Endprodukte)?

☐ **Neu**: Wie wird der Produktstatus während der ***gesamten Produktrealisierung (siehe unten)*** sichergestellt (z. B. Produktlaufkarte, elektronisches Kanban System verbunden mit Barcodes)?

- ☐ Herstellung
- ☐ Lagerung
- ☐ Installation
- ☐ Instandhaltung

☐ **Neu**: Wie wird sichergestellt, dass nur Produkte, die die geforderten Inspektionen und Prüfungen bestanden haben,

- ☐ zum Versand kommen?
- ☐ verwendet werden?
- ☐ ggf. installiert werden?

☐ **Neu**: Wenn Produkte die geforderten Inspektionen und Prüfungen nicht bestanden haben:

- ☐ Wer darf eine Sonderfreigabe erteilen?
- ☐ Wo sind die Kriterien für die Sonderfreigabe definiert?

☐ **Neu**: Welche anwendbaren regulatorischen Anforderungen sind zu berücksichtigen (z. B. UDI-Kennzeichnung und ihre zugehörige Dokumentation)?

☐ Liegt eine Verfahrensanweisung zum „Umgang mit Produktretouren" vor?

☐ **Neu**: Welche Maßnahmen der Identifizierung werden verwendet, damit Retouren und konforme Produkte nicht verwechselt werden?

7.5.9 Rückverfolgbarkeit

Rekonstruktion der Fehlerquelle

Sollte es zu einer Reklamation oder sogar zu einem Vorkommnis kommen, ist es notwendig, ein etabliertes System zu haben, um die Ursache der Ergebnisse zu ermitteln. Die Ursache könnte dabei entweder das Material oder die Tätigkeit sein.

7.5.9.1 Allgemeines

Rückverfolgbarkeit:

☐ Liegt eine Verfahrensanweisung zur „Rückverfolgbarkeit" vor?

☐ **Neu**: Welche anwendbaren regulatorischen Anforderungen sind zu berücksichtigen (z. B. Implantatausweis)?

☐ Wie wird die Rückverfolgung während der Bestellungen sichergestellt (z. B. Lieferant, bestelltes Produkt, Chargennummer, Spezifikationsnummer)?

- ☐ Wie wird die Rückverfolgung während des Einsatzes der bestellten Ware sichergestellt (Chargendokumentation mit Angaben der verwendeten Rohstoffchargennummern, ggf. Hinweise auf Abweichungen)?
- ☐ Wie wird die Rückverfolgung während der Produktion sichergestellt (Benennung der durchzuführenden Prozesse, Chargennummern, Benennung der verwendeten Ressourcen mit Bezeichnung und Unterschrift, Datum der einzelnen Tätigkeiten, Hinweise auf Abweichungen)?

7.5.9.2 Besondere Anforderungen für implantierbare Medizinprodukte

Nichtanwendbarkeit

Die folgenden Besonderheiten der Rückverfolgung sind für Implantate beschrieben. Die aktuelle Version der Norm umfasst auch die aktiven implantierbaren Medizinprodukte, sie werden aber nicht wie früher separat erwähnt.

Rückverfolgbarkeit für Implantate:

Implantat

- ☐ **Neu:** Liegen folgende Daten, die Einfluss auf die **Sicherheit und Leistung** eines Implantats haben, in Bezug auf die Rückverfolgbarkeit vor:
  - ☐ Aufzeichnungen über Bauteile (z. B. Chargennummer, Sauberkeit)?
  - ☐ Aufzeichnungen über Materialien (z. B. Chargennummer, Sauberkeit)?
  - ☐ Aufzeichnungen über Bedingungen der genutzten Arbeitsumgebung (z. B. Reinraummonitoring)?
- ☐ Werden Aufzeichnungen über die Rückverfolgung der Auslieferung gemäß Versandverpackung erstellt und archiviert (Name und Anschrift des vorgesehenen Empfängers)?
- ☐ Wird das Implantat über Lieferanten von Vertriebsdienstleistern oder Vertriebspartner in Verkehr gebracht?
  - ☐ Wird sichergestellt, dass der Vertrieb Aufzeichnungen über die Rückverfolgung der Auslieferung führt (Welcher Kunde hat wann welche Implantat-Charge bekommen)?
  - ☐ Wird vertraglich sichergestellt, dass das eigene Unternehmen Zugriff auf diese Daten hat?

7.5.10 Kundeneigentum

Umgang mit Kundeneigentum

Unter Kundeneigentum können beigestellte Daten (Know-how), Materialien (z. B. Etiketten, Verpackungen), Anlagen und Geräte sowie Retouren fallen, die von Geschäftspartnern oder sonstigen Kunden für die Produktionsrealisierung/Dienstleistungserbringung beigestellt werden.

Kundeneigentum:

- ☐ Liegt eine Verfahrensanweisung zum Thema „Umgang mit Kundeneigentum" vor (siehe 4.1.1 der Norm)?
- ☐ **Neu:** Wurde das Kundeneigentum für die Verwendung oder Aufnahme in das Produkt bereitgestellt?
- ☐ Wie wird Kundeneigentum im eigenen Unternehmen
  - ☐ identifiziert (z. B. Kennzeichnung mit Etikett)?
  - ☐ verifiziert (z. B. im Rahmen der eigenen Überwachungs- und Messungstätigkeiten)?
  - ☐ geschützt (z. B. Verwendung von geeigneten Lagerbehältnissen)?
  - ☐ **Neu:** gesichert (z. B. gegen nicht autorisierten Zugriff)?

☐ Falls das Kundeneigentum verloren gegangen ist, beschädigt wurde oder anderweitig für unbrauchbar befunden wird:

  ☐ Wie wird der Kunde über den Zustand informiert?

  ☐ Wo werden die erhobenen Daten dokumentiert?

7.5.11 Produkterhaltung

Abteilung Warenwirtschaft/Lager

Die verwendeten Materialien sollten so aufbewahrt werden, dass sie für die Anwendung/Weiterverarbeitung die ausgelobte Eigenschaft nicht verlieren. Daher müssen die Materialien und das finale Produkt, den Vorgaben entsprechend, im Haus oder extern gelagert werden, bis das finale Produkt dem Kunden zur Nutzung zur Verfügung gestellt werden kann. Dabei können Produkte auf Vorrat hergestellt und im Lager aufbewahrt werden. Oder sie werden lediglich auf Kundenwunsch gefertigt und müssen bis zur Auslieferung nur „zwischengelagert" werden. Für die Aufbewahrung macht die Norm folgende Vorgaben:

Produkterhaltung:

☐ Liegt eine Verfahrensanweisung zur „Erhaltung der Konformität des Produkts" vor?

☐ Umfasst sie die Anforderungen an alle Bestandteile des Produkts während der

  ☐ Verarbeitung?

  ☐ Lagerung?

  ☐ Handhabung?

  ☐ des Vertriebs?

☐ **Neu:** Falls erwartete Bedingungen oder Gefährdungen vorliegen (Link zur Risikomanagementakte, z. B. bei Sterilprodukten): Wie wird sichergestellt, dass das Produkt während der Verarbeitung, Lagerung, Handhabung, des Vertriebs geschützt wird vor

  ☐ Veränderungen (z. B. Zugriffsbeschränkungen)?

  ☐ Kontamination (z. B. Hygienekonzept und regelmäßiges Monitoring)?

  ☐ Beschädigung (z. B. Verwendung geeigneter Verpackungsmaterialien)?

☐ **Neu:** Wurden folgende Schutzmaßnahmen eingeleitet:

  ☐ Sind das ausgewählte Design und die Auslegung der Verpackung (Link zu Verpackungsvalidierung) und Versandbehälter (Link zu Transportvalidierung) geeignet?

  ☐ Gibt es Vorgaben der Sonderbedingungen, wenn die Verpackung allein nicht für die Produkterhaltung sorgen kann (z. B. Usability – Lagerung bei falscher Temperatur)?

☐ Wo werden die Daten der Sonderbedingungen dokumentiert (Gebrauchsanweisung, Transportdokumente)?

7.6 Lenkung von Überwachungs- und Messmitteln

Abteilung Technik und Anlagenverwaltung

Um die Konformität des finalen Produkts sicherstellen zu können, sind vom Start bis zum Abschluss der Produktrealisierung/Dienstleistungserbringung Überwachungsmittel und Messmittel zu verwenden. Dadurch ist es möglich, innerhalb der Prozesse Abweichungen zu erkennen und ggf. gegenzusteuern.

Überwachungs- und Messmittel:

- ☐ Liegt eine Verfahrensanweisung zur **„Durchführung von Überwachungen"** vor?
  - ☐ Werden die Anforderung der ISO 10012 „Messmanagementsysteme – Anforderungen an Messprozesse und Messmittel" berücksichtigt?
  - ☐ Sind die verwendeten Methoden geeignet, um die Konformität des Produkts zu überwachen (z. B. Überprüfung der Kennzahlen wie Überschuss, Bilanzierung, Risikomanagement)?
  - ☐ Sind die Anforderungen an die Überwachungsmittel beschrieben (z. B. Toleranzbereich für den Einsatz)?
  - ☐ Wer führt wann welche Überwachungsmessungen durch?
- ☐ Liegt eine Verfahrensanweisung zur **„Durchführung von Messungen"** vor?
  - ☐ Sind die Anforderungen an die Messmittel beschrieben?
  - ☐ Wer führt wann welche Kalibrierungen und/oder Verifizierungen durch (z. B. DAkkS-Akkreditierung gemäß EN ISO 17025 des Dienstleisters)?
  - ☐ Wird sichergestellt, dass nur Messmittel verwendet werden, die vorher mithilfe von Messnormalen überprüft worden sind?
  - ☐ Werden national oder international anerkannte Messnormalen verwendet?
  - ☐ Welche Messnormalen werden verwendet (z. B. Waage, Thermometer, Messschieber)?
  - ☐ Falls keine geeigneten Messnormalen vorliegen:
  - ☐ Wie erfolgte die Kalibrierung/Verifizierung?
  - ☐ Wo werden die Kriterien und die Nachweise der Erfüllung dokumentiert?
  - ☐ **Neu:** Falls Justierungen oder Nachjustierungen notwendig waren, wo wird die Umsetzung dokumentiert?
  - ☐ Wie ist der Status der Kalibrierung am Messmittel erkennbar (z. B. Kennzeichnung mit Angaben der nächsten Überprüfung, Prüfzertifikat)?
  - ☐ Ist beschrieben, dass die Verstellung der Messmittel das Messergebnis ungültig machen würde?
  - ☐ Wie wird das Messmittel gegen Verstellung gesichert?
  - ☐ Wie werden die Messmittel vor Beschädigung und Verschlechterung während der
    - ☐ Handhabung
    - ☐ Instandhaltung
    - ☐ Lagerung

    geschützt?
- ☐ Liegt eine Verfahrensanweisung zur Durchführung von **„Kalibrierungen und Verifizierungen"** vor?
- ☐ Gibt es einen dokumentierten Nachweis der Rückverfolgbarkeit, welche Messmittel mit welcher Messnormalen kalibriert wurden?

- ☐ Falls im Rahmen der Untersuchung der Messnormalen Abweichungen auftreten:
  - ☐ Wer bewertet den Einfluss fehlerhafter Messnormalen auf ihre Anwendung?
  - ☐ Welche Auswirkung hat das Ergebnis auf die Produkte, die in diesem Zeitrahmen hergestellt wurden?
  - ☐ Welche Maßnahmen sind notwendig, wenn die Messnormale defekt war (Link Risikomanagement)?
  - ☐ Wo werden die Daten der ermittelten und eingeleiteten Maßnahmen dokumentiert?
- ☐ Wo werden die Ergebnisse der Kalibrierung und Verifizierung dokumentiert?

Software

Neu: *Überwachungs- und Messmittel für die Anwendung von Computersoftware:*

- ☐ Liegt eine Verfahrensanweisung vor, die den Prozess der „Validierung der Anwendung der Computersoftware, die für die Überwachung und Messung eingesetzt wird", beschreibt?
- ☐ Wie wird ermittelt, welche Software in Bezug auf die Überwachung und Messung verwendet wird?
- ☐ Wie wird sichergestellt, dass eine neue Software vor der Anwendung validiert wurde?
- ☐ Wer überwacht die Änderungen der Software?
- ☐ Wer bewertet den Einfluss der Änderung auf die Qualität des Medizinprodukts?
- ☐ Wer bewertet die veränderte Anwendung der Software und den damit verbundenen Einfluss der Änderung auf die Qualität des Medizinprodukts?
- ☐ Wie wird sichergestellt, dass vor der Anwendung der geänderten Software eine Revalidierung durchgeführt wird?
- ☐ Wie wird ermittelt, welchen Einfluss die Änderung auf die Qualität des Medizinprodukts hat?
- ☐ Sind die möglichen Risiken während der Anwendung der Software in der Risikomanagementakte beschrieben?
- ☐ Berücksichtigt die Risikobewertung die Auswirkungen der Software auf die Fähigkeit des Medizinprodukts?
- ☐ Berücksichtigt die Risikobewertung die Auswirkungen der Software auf die Produktspezifikation?
- ☐ Werden im Rahmen der (Re-)Validierung diese Risiken adressiert?
- ☐ Wo werden die Ergebnisse und Schlussfolgerungen der durchgeführten Validierungen dokumentiert?
- ☐ Welche Maßnahmen sind notwendig, wenn die Validierung nicht erfolgreich war (Link zum Änderungswesen)?
- ☐ Wo werden die Daten der ermittelten und eingeleiteten Maßnahmen dokumentiert?

8 Messung, Analyse und Verbesserung

Bislang wurden die Vorgaben für die Planung und Umsetzung der Produktionsrealisierung/Dienstleistungserbringung beschrieben. Kapitel 8 der EN ISO 13485 beschreibt die Vorgaben der Überprüfung aller im Unternehmen durchgeführten Tätigkeiten.

Qualitätssicherung

8.1 Allgemeines

- ☐ Wird der Überwachungsprozess geplant?
- ☐ Wird der Messprozess geplant?
- ☐ Wird der Analyseprozess geplant?
- ☐ Wird der Verbesserungsprozess geplant?
- ☐ Wer ist für die jeweilige Planung verantwortlich (siehe Kapitel 4.1.1 der Norm)?
- ☐ Sind bei der Planung und Umsetzung Kriterien beschrieben, wie
  - ☐ die Konformität des Produkts berücksichtigt wird?
  - ☐ die Konformität des QM-Systems sichergestellt wird?
  - ☐ die Wirksamkeit des QM-Systems aufrechterhalten wird?
- ☐ Enthalten die Pläne Angaben, welche Methoden für die Bewertung verwendet werden (z. B. In-Prozess-Kontrollen, Endkontrolle, Laboruntersuchungen)?
- ☐ Enthalten die Pläne Angaben, welche statistischen Methoden für die Bewertung verwendet werden (z. B. FMEA, Stichprobenplan gemäß AQL)?
- ☐ Welche entsprechenden Kriterien sind beschrieben (z. B. tägliche Prüfung, Messung an mind. drei Mustern, Angaben der verwendeten Überwachungs- und Messmittel)?

8.2 Überwachung und Messung

Um das eigene System auf Wirksamkeit zu prüfen, gilt es die Ergebnisse der folgenden Überwachungen und Messungen zu bewerten.

Wirksamkeit prüfen

8.2.1 Rückmeldung

Zu einem werden im Rahmen der Überwachung und Messung Daten erhoben, die aus Rückmeldungen vom Markt stammen. Die folgenden Vorgaben bezüglich der Rückmeldungen beschränken sich nicht auf Kundenreklamationen.

Schnittstelle Vertriebsmitarbeiter

Rückmeldung:

- ☐ Liegt eine Verfahrensanweisung zu „Rückmeldungen" vor?
- ☐ **Neu**: Woher werden die Rückmeldungen gesammelt:
  - ☐ Während der Herstellung (z. B. Produktionsabweichungen)?
  - ☐ Nach der Herstellung (z. B. vor der Auslieferung, vom Kunden, von Behörden)?
- ☐ Welche Kundenanforderungen wurden im Rahmen der Entwicklung ermittelt?
- ☐ Wie wird ermittelt, dass die Kundenanforderungen erfüllt werden?
  - ☐ Aktive Datenerhebung (z. B. Durchführung von Umfragen)?
  - ☐ Passive Datenerhebung (z. B. Feedback nach Bestellung)?

- ☐ Wie werden die gesammelten Daten ausgewertet (z. B. Verwendung von Datenbanken)?
- ☐ Wer ist in die Auswertung der Daten involviert?
- ☐ **Neu:** Wie wird sichergestellt, dass die ermittelten Daten beim Risikomanagement berücksichtigt werden?
- ☐ Wo werden die Ergebnisse der ermittelten Daten dokumentiert (z. B. Marktbeobachtungsbericht, Risikomanagementakte)?
- ☐ Wenn Maßnahmen auf der Basis der Ergebnisse eingeleitet werden müssen: Wer ist in die Planung, Umsetzung und Verifizierung der Maßnahmen involviert?
- ☐ Wo werden die Daten der ermittelten und eingeleiteten Maßnahmen dokumentiert?
- ☐ Welche anwendbaren regulatorischen Anforderungen sind zu berücksichtigen (z. B. MEDDDEV 2.12/2 Rev.2, MDD Anhang X)?
- ☐ Falls ja, wie werden diese Daten ausgewertet?

8.2.2 Reklamationsbearbeitung

Abteilung Kundenservice

Zum anderen werden im Rahmen der Überwachung und Messung Daten erhoben, die aus Reklamationen stammen. Auch dafür gilt, dass die folgenden Vorgaben bezüglich der Reklamationen sich nicht auf Kundenreklamationen beschränken.

Neu: ***Reklamationsbearbeitung:***

- ☐ Liegt eine Verfahrensanweisung zur „Reklamationsbearbeitung" vor?
- ☐ Welche anwendbaren regulatorischen Anforderungen sind zu berücksichtigen?
- ☐ Wie sind die zeitlichen Vorgaben, um die Reklamationen zu bearbeiten?
- ☐ Sind die folgenden Vorgaben beschrieben:
  - ☐ Wer nimmt Rückmeldungen an?
  - ☐ Wo werden die Rückmeldungen dokumentiert?
  - ☐ Wer bewertet auf der Basis der Daten, ob eine Reklamation vorliegt (evtl. nationale Gesetzgebungen beachten)?
  - ☐ Was sind die Kriterien zur Einstufung der Daten, ob eine berechtigte Reklamation vorliegt (z. B. Bruch oder sonstige Beschädigung, fehlerhafte Parameter)?
  - ☐ Welche Abteilungen sind in die Bewertung der Reklamation involviert?
  - ☐ Wie werden die Reklamationen untersucht (z. B. Überprüfung der Chargendokumentation)?
  - ☐ Wer entscheidet, ob die Reklamation an eine Benannte Stelle und Behörden zu melden ist (z. B. Sicherheitsbeauftragte für Medizinprodukte)?
  - ☐ Was sind die Kriterien dafür, ob eine Meldung erforderlich ist (z. B. MEDDEV 2.12/1 Rev.8 – Guidelines on a Medical Devices Vigilance System, MEDDDEV 2.12/2 Rev.2, MPSV)?
  - ☐ Wie wird gemeldet (z. B. MEDDEV 2.12/1 Rev.8 – Guidelines on a Medical Devices Vigilance System, MEDDDEV 2.12/2 Rev.2, siehe auch nationale Anforderungen)?
  - ☐ Was passiert mit den Reklamationsmustern (z. B. Wiederholung der Prüfung, Sperrung aller betroffenen Chargen)?

- ☐ Welche Korrekturen (z. B. Auslieferungsstopp) und Korrekturmaßnahmen (z. B. Einleitung von Änderungen, Schulung) sind in Bezug auf die Reklamation einzuleiten?
- ☐ Wer ist für die Planung, Umsetzung und Überprüfung der Korrekturen und Korrekturmaßnahmen verantwortlich?
- ☐ Wo werden die Korrekturen und Korrekturmaßnahmen dokumentiert?
- ☐ Wo wird die Reklamationsbearbeitung dokumentiert?

☐ Falls Reklamationen nicht weiter untersucht werden (keine Festlegung von Korrekturmaßnahmen):

- ☐ Wer entscheidet über den Abbruch?
- ☐ Wo wird der Abbruch inkl. der Begründung dokumentiert?

☐ Falls eine Untersuchung ergibt, dass Tätigkeiten außerhalb des Unternehmens zur Reklamation beigetragen haben (z. B. Fehler lag beim Lieferanten):

- ☐ Werden die relevanten Informationen zwischen dem eigenen Unternehmen und der betroffenen externen Partei ausgetauscht?
- ☐ Wer ist in die Bewertung involviert?
- ☐ Wo wird die Reklamationsbearbeitung dokumentiert?

8.2.3 Berichterstattung an Regulierungsbehörden

Sicherheitsbeauftragte

Sollte sich aus einer Bewertung ergeben, dass eingegangene Reklamationen und Beschwerden schwerwiegend sind, sind entsprechende Vorgaben zur Berichterstattungen an Regulierungsbehörden zu berücksichtigen. Die folgenden Vorgaben umfassen auch die Meldung an die eigene Benannte Stelle:

Neu: *Berichterstattung an Regulierungsbehörden:*

Vigilanz

☐ Liegt eine Verfahrensanweisung zur „Berichterstattung an Regulierungsbehörden" vor?

☐ Welche anwendbaren regulatorischen Anforderungen sind in Bezug auf Meldungen in den folgenden Fällen zu berücksichtigen:

- ☐ Bei Reklamationen?
- ☐ Bei unerwünschten Ereignissen (z. B. Tod, Einlieferung ins Krankenhaus, Gefahr in Verzug) im Zusammenhang mit der Nutzung des Medizinprodukts?
- ☐ Wenn der Kunde Maßnahmenempfehlungen erhält (z. B. Produktrückruf, Austausch von Bauteilen)?

☐ Was sind die Kriterien dafür, ob eine Meldung erforderlich ist (z. B. MEDDEV 2.12/1 Rev.8 – Guidelines on a Medical Devices Vigilance System, MEDDDEV 2.12/2 Rev.2, MPSV)?

☐ Wer führt die Meldungen durch (z. B. Sicherheitsbeauftragte für Medizinprodukte)?

☐ An wen sind die Meldungen zu richten (z. B. Benannte Stelle, Gesundheitsbehörden der Länder, in dem das Produkt in Verkehr gebracht wurde)?

☐ Wie wird gemeldet (z. B. MEDDEV 2.12/1 Rev.8 – Guidelines on a Medical Devices Vigilance System, MEDDDEV 2.12/2 Rev.2, siehe auch nationale Anforderungen)?

☐ Wo und über welchen Zeitraum werden die Meldungen archiviert?

8.2.4 Internes Audit

Interner Auditor

Ein weiteres Tool, um Daten aus der Überwachung und Messung zu generieren, ist die regelmäßige Durchführung eines internen Audits. Auch dabei gibt es neben der EN ISO 13485 weitere Normen, die zu berücksichtigen sind.

Die Schnittstelle der EN ISO 13485 und der Normen zur Durchführung von Audits ist in Bezug auf folgende Punkte zu prüfen:

Internes Audit:

- ☐ Liegt eine Verfahrensanweisung zur „Durchführung von internen Audits" vor?
- ☐ Auditprogramm/Auditplanung: Werden die Anforderungen der ISO 19011 „Leitfaden zur Auditierung von Managementsystemen" berücksichtigt?
  - ☐ Um welche Auditmethode handelt es sich (z. B. Observieren, Befragung der verantwortlichen Mitarbeiter, Dokumentprüfung, Standortbegehung)?
  - ☐ Wie ist die Audithäufigkeit (z. B. ein jährliches Systemaudit oder verschiedene Einzelaudits, die die einzelnen Prozesse/Produkte abdecken)?
  - ☐ Wie sind der aktuelle Status und die Bedeutung der Prozesse/Produkt (z. B. weiterhin aktiv, nicht mehr relevant, stillgelegt)?
  - ☐ Welcher Prozess/welches Produkt soll auditiert werden?
  - ☐ Welcher Bereich soll auditiert werden (z. B. Nennung der Abteilungen oder Funktionen)?
  - ☐ Wer führt die Audits durch?
  - ☐ Wird die Objektivität und Unparteilichkeit durch den Auditor sichergestellt?
  - ☐ Wird sichergestellt, dass der eigene Bereich nicht auditiert wird?
  - ☐ Was sind die Auditkriterien (entsprechende Anforderung der EN ISO 13485, interne Verfahrensanweisungen etc.)?
  - ☐ Wie ist der Auditumfang (z. B. Standort, Organisationseinheit, betrachteter Zeitraum)?
  - ☐ Werden Ergebnisse vorangegangener Audits berücksichtigt?
  - ☐ Wird die Begründung der Verschiebung eines internen Audits dokumentiert?

Regulatorische Vorgaben

- ☐ Was wird im Rahmen des internen Audits überprüft:
  - ☐ Werden die Anforderungen der EN ISO 13485 umgesetzt?
  - ☐ Werden die internen Anforderungen gemäß QM-Handbuch, Verfahrensanweisung und Arbeitsanweisung umgesetzt?
  - ☐ Werden sonstige relevante Anforderungen umgesetzt (z. B. EN ISO 9001, MDD/IVDD, CMDR, 21 CFR 820, MHLW MO169, TG(MD)R Sch3, RDC ANVISA 16/2013)?
- ☐ Bewertung der Auditergebnisse:
  - ☐ Wurden alle relevanten Anforderungen implementiert?
  - ☐ Werden die Anforderungen wirksam umgesetzt?
  - ☐ Gibt es Nichtkonformitäten (Auditabweichungen)?
  - ☐ Wie werden die Abweichungen eingeteilt (z. B. Hauptabweichung, Nebenabweichung, Hinweise, Empfehlungen zu Verbesserungen)?

- ☐ Nach dem Audit:
  - ☐ Wer wird über das Ergebnis informiert?
  - ☐ Wer ist für die Nachverfolgung der Auditergebnisse verantwortlich (z. B. leitender Auditor, QMB)?
  - ☐ Welche Korrekturen (Sofortmaßnahmen) und Korrekturmaßnahmen (zur Behebung der Ursache) sind in Bezug auf die Abweichungen einzuleiten?
  - ☐ Innerhalb welcher Zeit werden die Korrekturen und Korrekturmaßnahmen eingeleitet (z. B. ohne unberechtigte Verzögerung)?
  - ☐ Wird die Wirksamkeit der ergriffenen Maßnahmen verifiziert?
- ☐ Was wird wo dokumentiert und über welchen Zeitraum aufbewahrt (z. B. Auditprogramm, Auditplan, Auditcheckliste, Auditberichte, Qualifikationsnachweise, Korrektur und Korrekturmaßnahmen, Wirksamkeitsprüfung)?

8.2.5 Überwachung und Messung von Prozessen

Prozessüberwachung

In den Kapiteln 8.2.1 bis 8.2.4 der Norm sind verschiedene Quellen genannt, um Daten zu erheben und auszuwerten. Ergeben die Bewertungen, dass Nichtkonformitäten vorliegen, gilt es die vorliegenden Informationen auf die durchgeführten **Prozesse** zurückzuführen. Die Norm beschreibt die folgenden Prozessvorgaben, um mögliche Nichtkonformitäten rechtzeitig zu erkennen oder zu vermeiden:

Überwachung und Messung von Prozessen:

- ☐ Liegt eine Verfahrensanweisung zur/zum „Überwachung und Messen von Prozessen" vor (siehe Kapitel 4.1.1 der Norm)?
  - ☐ Welche Methoden zur Überwachung werden verwendet (z. B. interne Audits, Eingaben externe Audits, Rückmeldungen, Produktionsabweichungen)?
  - ☐ Gibt es Methoden zur Messung der Prozesse (z. B. Qualitätsziele wie Liefertreue, Vollständigkeit der Lieferung, Durchlaufzeit, Reklamationsrate)?
  - ☐ Sind die verwendeten Methoden geeignet, um die Konformität der Prozesse zu überwachen?
  - ☐ Wenn die geplanten Ergebnisse nicht erreicht werden, werden Korrekturen und Korrekturmaßnahmen eingeleitet?
  - ☐ Wird die Wirksamkeit der ergriffenen Maßnahmen verifiziert?
  - ☐ Wo werden die erhobenen Daten, ihre Auswertungen, die Einleitung der Korrektur und Korrekturmaßnahmen sowie die Wirksamkeitsprüfung dokumentiert?

8.2.6 Überwachung und Messung des Produkts

Abteilung Qualitätskontrolle

Neben den Prozessen im Unternehmen gilt es auch die **Produkte** zu überwachen und zu messen. Dabei sind folgende Vorgaben der Norm zu berücksichtigen:

Überwachung und Messung des Produkts:

- ☐ Liegt eine Verfahrensanweisung zur/zum „Überwachung und Messen des Produkts" vor?
  - ☐ Wie wird die Durchführung der Überwachungen und Messungen geplant?

- ☐ Welche Produktmerkmale sind während der Produktion zu überwachen und zu messen (z. B. gemäß Produktspezifikation)?
- ☐ Wann sind die Überwachungen und Messungen durchzuführen (z. B. am Anfang, während und am Ende der Produktion)?
- ☐ Welche Methoden zur Überwachung werden verwendet (z. B. Überprüfung der Kennzahlen wie Überschuss, Bilanzierung, Risikomanagement, Produktaudit)?
- ☐ Welche Methoden zur Messungen werden verwendet (z. B. Verwendung von Messnormalen)?

☐ Ist in der Herstellanweisung Folgendes beschrieben:

- ☐ Wer macht die Überprüfung/Messung?
- ☐ Wer macht die Freigabe (z. B. unabhängige Person)?
- ☐ **Neu:** Welche Prüfmittel werden verwendet (z. B. Waage, Thermometer, Messschieber)?
- ☐ **Neu:** Ist eine ausreichende Zahl an Prüfmittel im Unternehmen vorhanden, um die Messungen parallel durchführen zu können?
- ☐ Wird die Konformität des Produkts bescheinigt (z. B. Konformitätserklärung pro Charge)?
- ☐ Was sind die Kriterien für die Produktfreigabe/Dienstleistungserbringung?
- ☐ Liegen Nachweise zur Erfüllung der Anforderungen vor?

☐ Bei Implantaten (früher unter Kapitel 8.2.4.2 beschrieben):

- ☐ Welcher Mitarbeiter hat die Inspektion/Prüfung durchgeführt?
- ☐ Wo werden diese Daten dokumentiert?

8.3 Lenkung nicht konformer Produkte

Nichtkonforme Produkte

Sollte sich im Rahmen der Überprüfung und Messung herausstellen, dass das hergestellte Produkt nicht den Anforderungen entspricht, sind entsprechende Maßnahmen notwendig. Sie sind abhängig davon, wann und wo diese Ergebnisse vorlagen.

Um strukturiert die Nichtkonformitäten zu erkennen und entsprechende Maßnahmen einzuleiten, gilt es folgende Forderungen der Norm zu berücksichtigen:

8.3.1 Allgemeines

Lenkung fehlerhafte Produkte:

☐ Liegt eine Verfahrensanweisung zur „Lenkung fehlerhafter Produkte" vor?

- ☐ Wann wird ein Produkt als nicht konform bewertet (z. B. Nichterfüllung der Produktspezifikation unter Berücksichtigung der definierten Toleranzen)?
- ☐ Sind die relevanten Mitarbeiter geschult, nicht konforme Produkte zu erkennen?
- ☐ Wie ist die Kommunikationskette, wenn nicht konforme Produkte entdeckt werden (z. B. Info an Produktionsleiter, QMB)?
- ☐ Welche Maßnahmen der Identifizierung werden verwendet, um die Verwechselung des Status der konformen und nicht konformen Produkten zu verhindern (z. B. Kennzeichnung, Verwendung eines Sperrlagers)?

- ☐ Wie wird verhindert, dass nicht konforme Produkte in Verkehr gebracht werden?
- ☐ Wer bewertet die weitere Vorgehensweise (z. B. Produktionsleiter, Sicherheitsbeauftragte für Medizinprodukte, QMB)?
- ☐ Was passiert mit dem nicht konformen Produkt (z. B. Entsorgung, Aufbereitung mit erneuter Prüfung und Freigabe)?
- ☐ Ist es möglich den Prozess zu wiederholen („re-processing"), um die Konformität zu erreichen?

☐ **Neu:** ***Falls der Herstellungsprozess ausgegliedert ist:***

- ☐ Werden alle involvierten Parteien über nicht konforme Produkte informiert?
- ☐ Werden alle involvierten Parteien in die Bewertung eingebunden?

☐ Werden folgende Angaben des nicht konformen Produkts erfasst:

- ☐ Art der Nichtkonformität
- ☐ Maßnahmen
- ☐ Beurteilungen
- ☐ Untersuchungen
- ☐ Begründung der Entscheidung der Weiterverwendung

☐ Wo werden diese erhobenen Daten dokumentiert (z. B. Abweichungsbericht)?

8.3.2 **Maßnahmen als Reaktion auf *vor* der Auslieferung festgestellte nicht konforme Produkte**

OOS

Sollte ein nicht konformes Produkt **vor der Auslieferung an den Kunden** entdeckt werden, gelten folgende Vorgaben:

☐ Liegt eine Verfahrensanweisung zur „Lenkung fehlerhafter Produkte" vor?

- ☐ Welche Maßnahmen müssen eingeleitet werden, um die festgestellte Nichtkonformität zu beseitigen (z. B. Nacharbeit)?
- ☐ Welche Maßnahmen müssen an der Produktionslinie eingeleitet werden, damit ein Wiedereintreten des gleichen Falls ausgeschlossen werden kann (z. B. Schulung, Prozessoptimierung, Reparatur von Anlagen)?
- ☐ Wie ist die Konformität des Produkts nach der Umsetzung der eingeleiteten Maßnahmen?

Sonderfreigabe

☐ Wer darf die Sonderfreigabe erteilen (z. B. Sicherheitsbeauftragter für Medizinprodukte, QMB)?

☐ Nach welchen Kriterien ist eine Sonderfreigabe zulässig:

- ☐ Liegt ein dokumentierter Nachweis über die Begründung vor (z. B. aufgrund Nacharbeit und anschließender erneuter Produktprüfung ohne Abweichungen)?
- ☐ Werden die anwendbaren regulatorischen Anforderungen erfüllt (z. B. Grundlegende Anforderungen der MDD/IVDD/AIMDD)?

☐ Werden folgende Angaben der Sonderfreigabe Produkts erfasst:

- ☐ Art der Nichtkonformität
- ☐ Maßnahmen
- ☐ Beurteilungen
- ☐ Untersuchungen

- ☐ Darstellung der Grundlage der Sonderfreigabe
- ☐ Angaben über den Mitarbeiter und seine Qualifikation sowie über die finale Entscheidung zur Sonderfreigabe

☐ Wo werden diese erhobenen Daten dokumentiert (z. B. Abweichungsbericht)?

8.3.3 Maßnahmen als Reaktion auf nach der Auslieferung festgestellte nicht konforme Produkte

Sollte ein nicht konformes Produkt erst **nach der Auslieferung an den Kunden** oder sogar **nach der Anwendung** entdeckt worden sein, gelten folgende Vorgaben:

☐ Liegt eine Verfahrensanweisung zur „Lenkung fehlerhafter Produkte" vor?

- ☐ Handelt es sich bei der Nichtkonformität um eine Reklamation mit oder ohne Patientenschaden?
- ☐ Welche Maßnahmen müssen an der Produktionslinie eingeleitet werden, damit ein Wiedereintreten des gleichen Falls ausgeschlossen werden kann (z. B. Schulung, Prozessoptimierung, Reparatur von Anlagen)?

☐ ***Falls kein Patientenschaden vorliegt:***

- ☐ Welche Maßnahmen am Produkt müssen eingeleitet werden, die den Auswirkungen oder den möglichen Auswirkungen der Nichtkonformität angemessen sind (z. B. Austausch des Produkts, Nacharbeit)?

Vigilanz

☐ ***Falls ein Patientenschaden vorliegt:***

- ☐ Liegt eine Verfahrensanweisung zum Thema „Vigilanz/Maßnahmenempfehlungen" vor?
- ☐ Was sind die Kriterien dafür, ob eine Meldung erforderlich ist (z. B. MEDDEV 2.12/1 Rev.8 – Guidelines on a Medical Devices Vigilance System, MEDDDEV 2.12/2 Rev.2, MPSV)?
- ☐ Wie wird gemeldet (z. B. MEDDEV 2.12/1 Rev.8 – Guidelines on a Medical Devices Vigilance System, MEDDDEV 2.12/2 Rev.2, siehe auch nationale Anforderungen)?
- ☐ Was passiert mit den nicht konformen Produkten (z. B. Austausch von Bauteilen, Rückruf, Sperrung aller betroffenen Chargen)?
- ☐ Wer führt die Meldungen durch (z. B. Sicherheitsbeauftragte für Medizinprodukte)?
- ☐ An wen sind die Meldungen zu richten (z. B. Benannte Stelle, Gesundheitsbehörden der Länder, in denen das Produkt in Verkehr gebracht wurde)?
- ☐ Wo und für welchen Zeitraum werden die Meldungen archiviert?
- ☐ Wird das Funktionieren des Meldesystems (z. B. Lenkung von Dokumenten, Rückverfolgbarkeit) regelmäßig in Form eines Mockaudits überprüft?

☐ Werden folgende Angaben des nicht konformen Produkts erfasst:

- ☐ Art der Nichtkonformität
- ☐ Maßnahmen
- ☐ Beurteilungen
- ☐ Untersuchungen

☐ Wo werden diese erhobenen Daten dokumentiert (z. B. Abweichungsbericht)?

8.3.4 Nacharbeit

Re-Processing

Unter der Voraussetzung einer vorangegangenen Validierung besteht im Rahmen der Produktion die Möglichkeit, einen Teilprozess der Herstellung zu wiederholen (Re-Processing), um die Produktspezifikation zu erreichen (z. B. Re-Sterilisation).

Sollte dann immer noch nicht die Konformität des Produkts erreicht werden, ist eine Nacharbeit denkbar. Dafür gelten folgende Vorgaben:

Re-Work

Nacharbeit (re-work):

- ☐ Liegt eine Verfahrensanweisung zum „Umgang mit Nacharbeit" vor?
  - ☐ Liegt eine Risikobewertung möglicher unerwünschter Wirkungen der spezifischen Nacharbeit auf das Produkt vor?
  - ☐ Werden die einzelnen Produktionsschritte der Nacharbeit in einer Arbeitsanweisung beschrieben?
  - ☐ Welche zusätzlichen Überwachungen und Messungen werden geplant und umgesetzt?
  - ☐ Wer darf eine Nacharbeit durchführen?
  - ☐ Wer darf eine Nacharbeit freigeben?
  - ☐ Nach dem Abschluss der Nacharbeit: Erfüllt das Produkt die Produktspezifikation?
  - ☐ Werden die anwendbaren regulatorischen Anforderungen erfüllt (z. B. Grundlegende Anforderungen der MDD/IVDD/AIMDD)?
  - ☐ Liegt ein dokumentierter Nachweis über die Planung, Risikobewertung, Durchführung, Produktprüfung sowie Freigabe der Nacharbeit vor?

8.4 Datenanalyse

Auswertung durch oberste Leitung

Im Rahmen der Überwachung und Messung werden verschiedene Daten erhoben. Zur Erhebung der Daten und zur anschließenden Bewertung bietet dieser Abschnitt der Norm folgende Vorgaben:

Datenanalyse:

- ☐ Liegt eine Verfahrensanweisung zur „Datenanalyse" vor?
- ☐ Umfasst die Datenanalyse folgende Prozesse und Verantwortlichkeiten bezüglich:
  - ☐ Ermittlung
  - ☐ Erfassung und Analyse
  - ☐ Dokumentation
  - ☐ **Neu:** Bewertung des QMS (Eignung, **Angemessenheit** und Wirksamkeit)
  - ☐ **Neu:** Sind die verwendeten Methoden geeignet, um die Konformität des Produkts zu überwachen und zu messen?
  - ☐ **Neu:** Wann werden welche Methoden verwendet?
  - ☐ **Neu:** Abhängig vom Prozess: Welche statistische Methode wird verwendet (z. B. FMEA, Cp/Cpk-Werten zur Prozessfähigkeit)?
  - ☐ **Neu:** Was ist der Grund für den gewählten Stichprobenumfang (Link zu statistische Signifikanz)?

- ☐ Werden folgende Quellen zur Erhebung der Daten genutzt:
  - ☐ Rückmeldungen (nicht nur vom Kunden, siehe Kapitel 8.2.1 der Norm)
  - ☐ Konformität mit den Produktanforderungen
  - ☐ Prozess- und Produktmerkmale und deren Trends, einschließlich Möglichkeiten für Verbesserung
  - ☐ Lieferanten
  - ☐ **Neu**: Audits
  - ☐ **Neu:** Serviceberichte, soweit angemessen
- ☐ **Neu**: Schnittstelle zwischen Datenanalyse und Verbesserungsprozess (siehe Kapitel 8.5 der Norm)?
  - ☐ Wenn die geplanten Ergebnisse nicht erreicht werden: Werden Korrekturen und Korrekturmaßnahmen eingeleitet?
  - ☐ Wird die Wirksamkeit der ergriffenen Maßnahmen verifiziert?
  - ☐ Wo werden die erhobenen Daten, ihre Auswertungen, die Einleitung der Korrektur und Korrekturmaßnahmen sowie die Wirksamkeitsprüfung dokumentiert?

8.5 Verbesserung

CAPA

Für den Verbesserungsprozess wird im Sprachgebrauch oft der Begriff CAPA (Corrective Action & Preventive Action) verwendet. Die Vorgaben der strukturierten Verbesserung sind im Folgenden beschrieben:

8.5.1 Allgemeines

- ☐ Liegt eine Verfahrensanweisung zur „Verbesserung" vor?
  - ☐ Wie werden Änderungen ermittelt, die für die Sicherstellung und Aufrechterhaltung des QM-Systems erforderlich sind (siehe Kapitel 8.4 „Datenanalyse")?
  - ☐ **Neu**: Wie werden Änderungen ermittelt, die für die Sicherheit und Leistung des Medizinprodukts erforderlich sind (siehe Kapitel 8.4 „Datenanalyse")?
  - ☐ Wie werden Änderungen ermittelt, implementiert und an die Benannten Stelle gemeldet (siehe NBOG 2014-3 „Guidance for manufacturers and Notified Bodies on reporting of Design Changes and Changes of the Quality System")?
- ☐ Werden Veränderungen aus den folgenden Quellen in Betracht bezogen:
  - ☐ Qualitätspolitik
  - ☐ Qualitätsziele
  - ☐ Auditergebnisse
  - ☐ **Neu:** Überwachungen nach Inverkehrbringen
  - ☐ Datenanalysen
  - ☐ Korrekturmaßnahmen
  - ☐ Vorbeugungsmaßnahmen
  - ☐ Managementbewertung

8.5.2 Korrekturmaßnahmen

Um Nichtkonformitäten zu beheben, sind Korrekturen (Sofortmaßnahmen) sowie Korrekturmaßnahmen (Behebung der Ursachen) einzuleiten. Dafür sind folgende Vorgaben zu berücksichtigen:

Planen

Planen

- ☐ Liegt eine Verfahrensanweisung zu „Korrekturmaßnahmen" vor?
  - ☐ Liegt eine Nichtkonformität vor?
  - ☐ Werden die Ursachen von Nichtkonformitäten ermittelt?
  - ☐ Welche Maßnahmen sind notwendig, um die Ursache der Nichtkonformität zu beseitigen und um deren erneutes Auftreten zu verhindern?
  - ☐ **Neu:** Innerhalb welcher Zeit werden die Korrekturmaßnahmen eingeleitet (z. B. ohne unberechtigte Verzögerung)?
  - ☐ **Neu:** Werden Nichtkonformitäten, **einschließlich jener, die aus Reklamationen stammen**, bewertet?
  - ☐ Wer ist in den Bewertungsprozess involviert (z. B. CAPA-Team, Risikomanagementteam)?

Umsetzen der geplanten Maßnahmen

Umsetzen

- ☐ Wie werden die Maßnahmen geplant (z. B. während eines Risikomanagementmeetings)?
- ☐ Wie und wo werden die relevanten Informationen dokumentiert?
- ☐ Wer stellt sicher, dass die Maßnahmen implementiert werden?

Überprüfen (nach Umsetzung der Korrekturmaßnahmen)

Überprüfen

- ☐ Entspricht das Medizinprodukt weiterhin den Anforderungen seit der Entwicklung?
- ☐ Werden die anwendbaren regulatorischen Anforderungen weiterhin erfüllt?
- ☐ Werden die Sicherheit und die Leistung des Medizinprodukts weiterhin garantiert?
- ☐ Wer bewertet und bestätigt die Wirksamkeit der ergriffenen Maßnahmen?
- ☐ Wo werden die erhobenen Daten, ihre Auswertungen, die Einleitung der Korrekturmaßnahmen sowie die Wirksamkeitsprüfung dokumentiert?

Handeln

Handeln

- ☐ Wenn die Maßnahmen zu Änderungen führen: Wie wird sichergestellt, dass die entsprechenden Dokumentationen aktualisiert werden?

8.5.3 Vorbeugungsmaßnahmen

Sollte die Bewertung eines Ereignisses oder einer neuen Erkenntnis ergeben, dass eine potenzielle Nichtkonformität vorliegt, sind folgende Vorgaben zu berücksichtigen:

Planen

Planen

- ☐ Liegt eine Verfahrensanweisung zu „Vorbeugungsmaßnahmen" vor?
  - ☐ Liegt eine potenzielle Nichtkonformität vor (z. B. im Rahmen der Risikoanalyse entdeckt)?
  - ☐ Werden die Ursachen von potenziellen Nichtkonformitäten ermittelt?

- ☐ Welche Maßnahmen sind notwendig, um die Ursache der potenziellen Nichtkonformität zu beseitigen und um deren erneutes Auftreten zu verhindern?
- ☐ Wer ist in den Bewertungsprozess involviert (z. B. CAPA-Team, Risikomanagementteam)?
- ☐ Welche Tools stehen den Mitarbeitern zur Verfügung, um potenzielle Nichtkonformitäten zu ermitteln und dazugehörige Vorbeugungsmaßnahmen vorzuschlagen?

Umsetzen

Umsetzen der geplanten Maßnahmen

- ☐ Wie werden die Maßnahmen geplant (z. B. während eines Risikomanagementmeetings)?
- ☐ Wie und wo werden die relevanten Informationen dokumentiert?
- ☐ Wer stellt sicher, dass die Maßnahmen implementiert werden?

Überprüfen

Überprüfen (nach Umsetzung der Korrekturmaßnahmen)

- ☐ **Neu:** Entspricht das Medizinprodukt weiterhin den Anforderungen seit der Entwicklung?
- ☐ **Neu:** Werden die anwendbaren regulatorischen Anforderungen weiterhin erfüllt?
- ☐ **Neu:** Werden die Sicherheit und die Leistung des Medizinprodukts weiterhin garantiert?
- ☐ Wer bewertet und bestätigt die Wirksamkeit der ergriffenen Maßnahmen?
- ☐ Wo werden die erhobenen Daten, ihre Auswertungen, die Einleitung der Korrekturmaßnahmen sowie die Wirksamkeitsprüfung dokumentiert?

Handeln

Handeln

- ☐ **Neu:** Wenn die Maßnahmen zu Änderungen führen: Wie wird sichergestellt, dass die entsprechenden Dokumentationen aktualisiert werden?